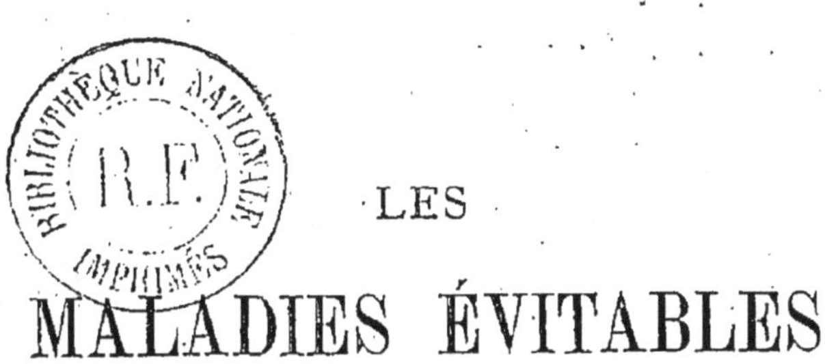

LES
MALADIES ÉVITABLES

La Société de médecine publique et d'hygiène professionnelle a été instituée en 1877, pour l'étude approfondie et la solution de toutes les questions d'hygiène et de salubrité, de médecine et de police sanitaire, nationales et internationales, d'épidémiologie et de climatologie, d'hydrologie, de statistique médicale, et particulièrement d'hygiène des professions ; en un mot, de toutes les questions afférentes à la médecine sociale.

Essentiellement scientifique, la Société, dont le siège central est à Paris, est ouverte à tout savant qui, par ses titres, ses études et sa compétence spéciale, est capable d'apporter un concours efficace aux travaux de la Société ; ainsi, médecins, vétérinaires, chimistes, physiciens, météorologistes, ingénieurs, architectes sont appelés à en faire partie.

Les séances de la Société ont lieu le quatrième samedi de chaque mois, à huit heures et demie, à l'hôtel des Sociétés savantes, rue Danton.

Tout ce qui concerne la Société doit être adressé au secrétaire général, M. le Dr Napias, 68, rue du Rocher, Paris.

SOCIÉTÉ DE MÉDECINE PUBLIQUE
ET D'HYGIÈNE PROFESSIONNELLE

LES

MALADIES ÉVITABLES

MOYENS DE S'EN PRÉSERVER
ET D'EN ÉVITER LA PROPAGATION

PAR

Le Docteur P. BOULOUMIÉ

OFFICIER DE LA LÉGION D'HONNEUR
MÉDECIN CONSULTANT A VITTEL

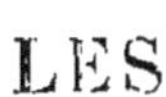
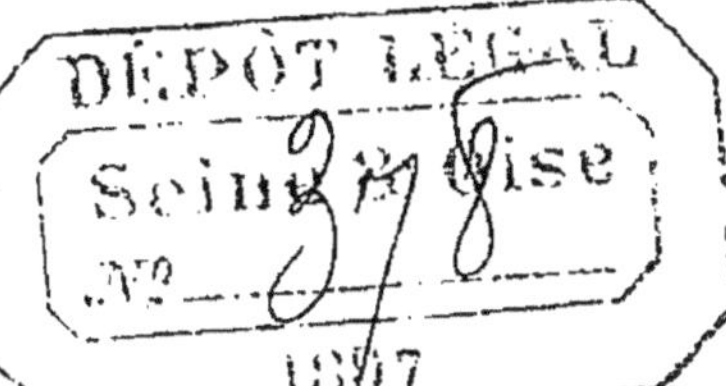

PARIS

MASSON ET Cie, ÉDITEURS
LIBRAIRES DE L'ACADÉMIE DE MÉDECINE
120, Boulevard Saint-Germain.

—

1898

Cet ouvrage a été rédigé au nom d'une commission
composée de

MM. Duclaux, *président*, Du Mesnil, Drouineau, Lédé,
Martha, A.-J. Martin, Napias, Philbert,

Par le docteur P. BOULOUMIÉ, *rapporteur*.

PRÉFACE

Le but de ce petit livre, qui est avant tout un livre de pratique et de vulgarisation à mettre dans toutes les mains, est de montrer qu'il existe un grand nombre de maladies qui peuvent être évitées, de faire connaître les causes de la plupart d'entre elles, d'enseigner les moyens pratiques de s'en préserver et d'empêcher la propagation de celles qui sont transmissibles, en même temps que l'explosion ou l'extension des épidémies, en indiquant à chacun les mesures à prendre dans la chambre du malade, dans la famille ou dans la localité dès l'apparition d'une maladie contagieuse ou dès l'explosion d'une épidémie.

Il a été rédigé pour répondre à l'objet du concours ouvert à la Société de médecine publique et d'hygiène professionnelle sur *les maladies évitables, les moyens de s'en préserver et d'en éviter la propagation*, concours qui a donné lieu à un premier rapport lu à la séance du 22 janvier 1896.

PRÉFACE.

Les Mémoires de MM. les Drs Pierre-Just Navarre, Répin, J. Labougle, Henri Drouet, Raimond Fauvel, J. Seurre, Catois, Loranchet, Renard et Lardier, lauréats du concours, ont été largement mis à contribution pour sa rédaction.

Les principes qui y sont développés, les préceptes qui y sont donnés doivent être connus de tous ; chacun doit s'y conformer scrupuleusement s'il veut sauvegarder sa santé, celle de sa famille et celle de ses concitoyens.

Il est le complément nécessaire des instructions, si précises, si claires, mais en même temps si concises, rédigées par MM. Brouardel, Proust, Napias, A.-J. Martin, Drouineau, etc., et publiées par le Comité consultatif d'hygiène de France sur les maladies épidémiques en général et chacune des maladies contagieuses en particulier, instructions qui sont mises, le cas échéant, à la disposition des municipalités, des instituteurs et des particuliers.

La table des matières suivante donne un aperçu des sujets traités et de l'ordre adopté dans leur exposition. Une autre table, dressée par ordre alphabétique et placée à la fin, permet de trouver rapidement ce qu'on peut avoir à rechercher.

TABLE DES MATIÈRES

TABLE DES MATIÈRES.

TABLE DES MATIÈRES.

TABLE DES MATIÈRES.

TABLE DES MATIÈRES.

LES MALADIES ÉVITABLES

LES MOYENS

DE S'EN PRÉSERVER ET D'EN ÉVITER LA PROPAGATION

CHAPITRE PREMIER

Il y a un grand nombre de maladies qui peuvent être évitées.

« *On se tue autant qu'on meurt.* »

L'homme est loin d'atteindre la limite normale de son existence. S'il ne compromettait sa santé par une foule de pratiques antihygiéniques et s'il savait se préserver d'une foule de maladies qui sont incontestablement évitables, la moyenne de durée de sa vie s'élèverait très notablement.

L'organisme humain est comparable à une machine très parfaite, mais très complexe, dont le fonctionnement régulier constitue la santé et le mauvais fonctionnement la maladie.

Si les diverses pièces qui le composent s'usent régulièrement (tout s'use avec le temps !) sa puissance diminue peu à peu, et le mouvement, après être devenu moins régulier et moins rapide, finit par s'arrêter sans secousse : c'est la mort naturelle, la mort par vieillesse. Si un organe est originellement moins résistant qu'un autre ou prématurément usé pas excès de travail ou par une cause quelconque, il est avant tous les autres mis hors de service et, suivant son importance, sa mise hors de service entraîne soit un mauvais fonctionnement de la machine (la maladie), soit son arrêt (la mort), le plus souvent la mort après un temps plus ou moins long de maladie. Dans ces deux circonstances, la maladie et la mort sont inévitables ; on ne peut qu'atténuer l'une et retarder l'échéance de l'autre ; mais, à côté de ces causes de maladie et de mort, il en est d'autres d'une grande importance et qui causent plus de journées de maladie ou d'incapacité de travail et presque autant de décès que celles-ci : ce sont les maladies résultant de fautes diverses commises contre l'hygiène dans l'état de santé et dans l'état de maladie. Aussi la durée de la vie qui devrait normalement être de 80 ans environ est-elle réduite à une moyenne inférieur à 40.

Parmi les ennemis qui menacent et compromettent la vie, citons : dès la naissance et pendant le premier âge, le manque de soins donnés aux nourrissons et particulièrement leur alimentation souvent défectueuse ; pendant l'enfance, la vie enfermée, une alimentation et une aération insuffisantes, l'excès de travail ; pendant l'adolescence et l'âge adulte, les excès de tout genre, l'excès ou l'insuffisance de nourriture, l'abus de l'alcool, du tabac, les empoisonnements professionnels, les passions et par-dessus tout, pendant tout le cours de l'existence, les maladies accidentelles, dont beaucoup sont transmissibles de l'homme à l'homme ou des animaux à l'homme, maladies dont les germes sont répandus à profusion autour de nous, mais dont nous pouvons éviter les atteintes ou les fâcheux effets.

Ces agents actifs et directs d'un grand nombre de maladies, qu'on considérait autrefois comme d'inévitables fléaux, sont, en effet, connus aujourd'hui, grâce aux immortelles découvertes de Pasteur et de son école, et ce sont précisément ces maladies, considérées autrefois comme les plus inévitables, qui sont en réalité maintenant les maladies le plus sûrement évitables. Leurs agents ont été nettement déterminés ; ce sont des corpuscules microscopiques vivants, se reproduisant avec une grande activité et qu'on appelle des *microbes* (Voy. p. 41). Quelques-uns de ceux-ci ont été reconnus les agents spéciaux de certaines maladies et dits pour cela : *microbes spécifiques* ; ils ont été ensemencés, cultivés, reproduits, augmentés ou dimimués dans leur activité ; ils sont connus dans toutes leurs conditions d'existence et de transmission.

L'hygiène s'est ainsi transformée et le médecin, maintenant armé comme il ne pouvait l'être auparavant, peut empêcher l'invasion et la propagation d'un grand nombre de maladies ; mais, pour y arriver, il a besoin du concours de chacun, et le public, encore ignorant de ces questions et des bons résultats à attendre des pratiques qui lui sont conseillées, ne le seconde pas, car s'il consent aisément à se soumettre à ses prescriptions en ce qui concerne l'administration des médicaments, il est encore rebelle aux saines pratiques de l'hygiène envers lui-même et envers l'individu malade. Aussi l'application des méthodes nouvelles a-t-elle donné jusqu'à présent des résultats immédiats bien plus brillants au chirurgien qu'au médecin, parce que le chirurgien désinfecte lui-même une plaie accidentelle, évite l'infection d'une plaie opératoire, puis applique un pansement dit antiseptique, c'est-à-dire empêchant l'infection par les microbes, et ferme ainsi la porte aux agents d'infection dont le blessé ou l'opéré est entouré, tandis que le médecin n'est pour ainsi dire jamais obéi quand il prescrit des pratiques antiseptiques, des mesures d'isolement, la désinfection immédiate du linge et des déjections du malade, des précautions spéciales pour l'entourage, la désinfection des locaux et du mobilier après la maladie, etc., etc. Aussi, tandis qu'on voit disparaître les complications à la suite des opérations ou des blessures, on voit encore à Paris :

En	décès.	décès.	
1892, sur 54.536	16.397	causés par des maladies nettement
1893, sur 52.955	15.627	—	— évitables.
1894, sur 49.205	15.268	—	—

(Statistique spécialement dressée par M. Jacques Bertillon.)

Et, dans l'ensemble de la population française, on note encore tous les ans 12,000 décès par variole, 23,000 par fièvre typhoïde, et jusqu'à ces temps derniers (avant la découverte du sérum antidiphtérique de Roux) 30,000 décès par diphtérie (croup). Quant à la tuberculose, maladie microbienne, contagieuse, évitable, elle tue à Paris seulement plus de 11,000 personnes tous les ans (11,599 en 1892, 11,701 en 1893, 11, 778 en 1894).

Si donc on ajoute à cette catégorie de maladies évitables celles qui naissent d'une mauvaise hygiène individuelle, on peut dire avec raison : *on se tue autant qu'on meurt.*

CHAPITRE II

Quelles sont les maladies évitables?

Il n'y a pas à définir ce qu'on entend par maladies évitables, leur définition se trouve dans leur dénomination même. Elles sont nombreuses et de plusieurs sortes : les unes sont évitables par une bonne hygiène de l'individu en état de santé, les autres par une bonne hygiène appliquée à l'individu atteint d'une maladie transmissible, autrement dit pouvant être communiquée par l'individu malade à l'individu sain. Les premières sont les maladies de manque de soins ou d'incurie, de saleté, de vice, qu'on peut appeler *maladies évitables banales* ; les secondes, les maladies transmissibles, dites contagieuses ou infectieuses, qu'on peut appeler *maladies évitables spéciales*. Les premières naissent directement de causes bien connues auxquelles chacun peut généralement se soustraire, par sa propre volonté ; les secondes naissent de germes microscopiques ou microbes répandus à profusion autour de nous, mais sont en partie la conséquence des causes qui engendrent les premières, car « l'homme sain n'est pas hospitalier pour le microbe » ; il le détruit ou tout au moins l'empêche de se développer et de nuire. Aussi faut-il se préoccuper de maintenir l'organisme dans de bonnes conditions hygiéniques pour éviter les maladies du second groupe aussi bien que du premier et s'attacher :

1° A rendre le terrain humain infécond pour les germes morbides (graines des maladies) qui vont se déposer sur lui, ce qu'on obtient par une bonne hygiène, qui écarte toute cause de débilitation et rend l'organisme plus vigoureux et plus résistant, et par les vaccinations qui le rendent réfractaire ;

2° A se préserver des maladies, directement ou indirectement transmissibles par des mesures

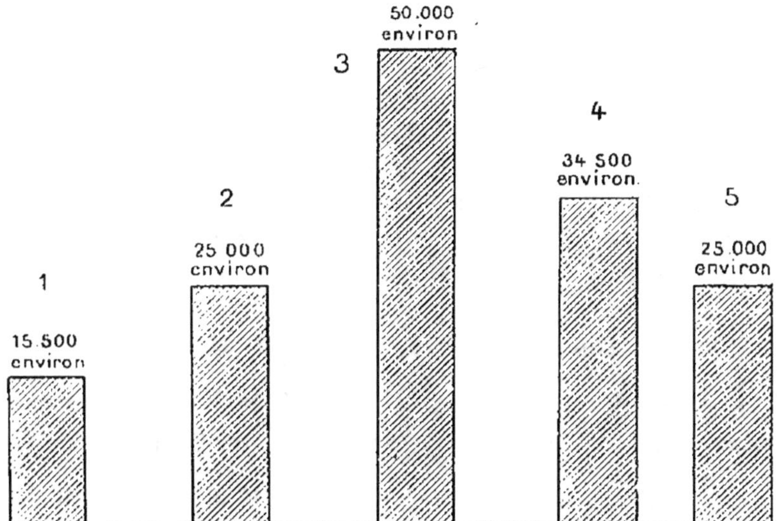

Fig. 1. — Tracé montrant la mortalité annuelle moyenne à Paris (50.000 décès environ), ce qu'elle est, ce qu'elle pourrait devenir par une bonne hygiène.

1. Mortalité par maladies évitables spéciales (contagieuses et infectieuses); à peu près 1/3 de la mortalité totale, 15.500 environ. — 2. Mortalité approximative par maladies évitables banales et maladies évitables spéciales réunies. — 3. Mortalité générale actuelle. — 4. Ce que pourrait devenir cette mortalité en empêchant le développement et la propagation des maladies évitables, contagieuses, infectieuses. — 5. Ce qu'elle pourrait devenir par une bonne hygiène de l'individu en santé et de l'individu malade.

propres à éviter le transport et la reproduction des germes morbides.

Ce livre ayant pour objet la préservation des maladies transmissibles plus encore que celle des maladies évitables par une bonne hygiène individuelle, nous indiquerons seulement les maladies évitables banales et nous n'insisterons sur leurs causes productrices que lorsque celles-ci seront en même temps des causes plus ou moins prochaines et fréquentes de maladies évitables spéciales.

CHAPITRE III

Maladies évitables banales (1er groupe). — Maladies évitables par une bonne hygiène de l'individu en santé.

Maladies d'incurie. — Les maladies d'incurie sont toutes celles qui naissent de la négligence des précautions que nécessite le bon fonctionnement de l'organisme et dont la cause peut se résumer en ces mots : mauvais emploi de ce qui, en nous ou hors de nous, doit ou peut servir à l'entretien de la vie et de la santé.

Dans cette catégorie rentrent, en effet, les maladies par excès ou insuffisance d'aération et d'exercice ou de travail intellectuel ; par excès, insuffisance ou mauvaise qualité des aliments ; par exposition à diverses causes banales de maladies, froid, chaleur, humidité.

Maladies de saleté. — « *La saleté est un fumier sur lequel poussent avec vigueur et se reproduisent avec activité les germes des maladies.* »

La peau, organe protecteur du corps humain, est

un instrument d'échanges continuels entre celui-ci et l'air qui l'entoure. Elle est notamment chargée d'éliminer du corps un certain nombre de poisons. Pour bien remplir ces fonctions, elle doit se renouveler incessamment : mais, par le fait même de ce renouvellement incessant, il se détache constamment des débris d'épiderme, qui, avec les poussières et la sueur, constituent un enduit gras, la crasse, qui entrave ou altère son fonctionnement s'il n'est pas régulièrement enlevé. L'individu, dès lors, subit un certain degré d'empoisonnement et la maladie se déclare soit par ce fait seul, soit parce que cet état a préparé le terrain pour recevoir, retenir et faire germer et pulluler les semences de maladie qui souillent l'air.

Les agents directs d'un certain nombre de maladies évitables siègent habituellement sur la peau, dans la bouche ou dans les fosses nasales, sans manifester leur présence, mais provoquent fréquemment des maladies quand les soins de propreté sont négligés.

La propreté des mains et des ongles est particulièrement indispensable, et leur lavage avant et après les repas est une des conditions importantes de santé, surtout si on s'est approché d'un malade ou si on a touché des objets infectés ou des substances vénéneuses. Les soins de la bouche sont à peu près aussi nécessaires que ceux de la peau, parce que la bouche fournit aux germes de maladie un terrain de culture des plus favorables et une porte d'entrée d'ouverture facile.

En nettoyant l'individu, les objets de toilette s'encrassent et se remplissent de germes qui peuvent causer ultérieurement des maladies. Il faut donc, d'une part, qu'il n'y ait jamais d'objets de toilette communs à plusieurs personnes et, d'autre part, que ces objets soient souvent lavés et désinfectés. Les peignes et brosses doivent être fréquemment lavés au savon ou à la soude, puis plongés pendant deux heures dans une solution tiède de sublimé à 1 p. 1,000. Les ciseaux et rasoirs sont plongés pendant quelques instants dans l'eau bouillante. Les éponges et brosses à dents sont lavées à l'eau bouillante, puis laissées pendant une à deux heures dans la solution de sublimé.

Maladies de vice. — Les maladies de vice sont particulièrement dues à l'abus de l'alcool et à l'exercice des passions humaines. Il dépend absolument des individus d'y échapper, et l'on ne saurait être trop convaincu que les éviter est un devoir parce que la plupart d'entre elles portent leurs atteintes sur la descendance autant que sur l'individu.

CHAPITRE IV

Conditions hygiéniques permettant d'échapper aux maladies évitables banales et de résister à l'invasion des maladies contagieuses (Maladies évitables spéciales).

> *« C'est par une bonne hygiène qu'on peut éviter les maladies de toutes sortes; aussi peut-on dire : « Pratiquer une bonne hygiène c'est contracter une assurance dont les bénéfices sont la longévité et la santé pour soi, pour son entourage et pour sa descendance. »*

Précautions hygiéniques générales. — Les précautions hygiéniques générales qui assurent un bon fonctionnement de l'organisme et rendent l'individu plus fort et plus résistant aux agents morbides ont trait particulièrement à l'habitation, à l'alimentation, à l'emploi des forces physiques et intellectuelles.

L'habitation. — « *Où le soleil n'entre pas le médecin entre souvent* », dit un vieux proverbe de tous les pays. L'habitation, en effet, pour être salubre, doit être aérée, et, autant que possible, visitée par le soleil, *le meilleur et le plus économique des moyens d'assainissement et de désinfection.*

Beaucoup d'habitations sont insalubres pour plusieurs raisons : elles sont souvent trop peuplées; l'espace et le cube d'air (qui doivent être au moins de 16 mètres cubes par personne) sont souvent trop restreints; les latrines sont malpropres (les matières y séjournent, les urines s'y corrompent, les gaz provenant des fosses y remontent sans obstacles); les fosses sont mal installées (elles laissent filtrer les liquides à travers leurs parois qui souvent sont mal jointes et ne sont parfois représentées que par la terre); les éviers sont mal disposés et mal entretenus; les égouts sont absents ou mal faits; certaines parties de l'habitation sont occupées qui ne devraient pas l'être, parce qu'elles sont des foyers où se développent tout spécialement certaines maladies dès que la semence y est apportée, tels les sous-sols, qui sont des lieux de prédilection pour la tuberculose, la fièvre typhoïde, le choléra, le typhus même; il y existe des alcôves fermées par des portes ou des rideaux qui ne permettent pas une aération suffisante des individus, des murs ou du mobilier; on y trouve souvent des poêles à tirage réduit et à combustion lente facilement susceptibles d'entraîner un empoisonnement lent, alors que la cheminée est au contraire un élément essentiel de salubrité; beaucoup sont mal entretenues, trop rarement ou trop sommairement nettoyées.

On sait pourtant aujourd'hui que les germes des maladies vivent très bien et pendant un temps parfois très long dans les appartements, sur les murs, les planchers ou le mobilier et y pénètrent aisément; on peut donc dire scientifiquement ce que la pratique a montré de tous temps, à savoir que la bonne installation, l'aération, la propreté scrupuleuse de l'habitation sont les conditions essentielles d'une bonne hygiène familiale. Avec une alimentation saine et un travail proportionné aux forces de chacun, ce sont elles qui font la santé ; que la ménagère le sache bien et ne l'oublie jamais, car c'est elle qui, chargée du soin de la maison, crée en partie autour d'elle la santé et la maladie.

Il faut noter aussi, en ce qui concerne l'entretien hygiénique de l'habitation, le *balayage humide*. Le balayage et l'essuyage humides entraînent les poussières et permettent de les réunir pour les détruire aussitôt (en les mettant au feu par exemple), tandis que le balayage et l'époussetage secs les font voltiger partout avec les microbes ou leurs germes (spores) qu'elles contiennent, les laissent dans la maison, et parfois en les mêlant à l'air font reparaître des maladies contagieuses. Il en est de même du battage des tapis, des couvertures, etc., aux fenêtres et dans les cours des habitations.

Alimentation. — Chargée d'entretenir la vie en fournissant à l'organisme les moyens de réparer ses pertes incessantes, l'alimentation peut compromettre la santé par son excès, son insuffisance ou ses mauvaises qualités. L'excès entraîne des troubles de fonction de l'estomac, du foie, des intestins, la goutte,

ALIMENTATION.

l'obésité, la gravelle, etc., etc., maladies dont l'hérédité a préparé le terrain, mais partiellement évitables quand même par une bonne hygiène : alimentation modérée et bien choisie, exercices physiques et travail intellectuel proportionnés aux aptitudes de chacun.

L'insuffisance d'alimentation cause l'insuffisance de développement et de réparation de l'individu, d'où l'amaigrissement, l'affaiblissement de l'énergie physique et morale, des troubles du côté des voies digestives.

Une alimentation défectueuse cause fréquemment la mort chez les nouveau-nés et les enfants en bas âge et très souvent des inflammations intestinales (entérites), des maladies très nombreuses et des morts prématurées en assez grand nombre chez les adultes.

Certains aliments sont nuisibles par eux-mêmes, et parmi eux, les uns constituent de véritables poisons, tels certains champignons dits par cela même vénéneux ; d'autres sont nuisibles par l'abus qu'on en fait, tel l'alcool ; certains autres sont nuisibles parce qu'ils ont subi des altérations diverses : putréfaction, adjonction de substances toxiques, présence de microbes dits pathogènes, c'est-à-dire donnant naissance à une maladie déterminée, etc.

Ne pouvant ici donner qu'un aperçu de ce qui a

trait à l'influence de l'alimentation sur la production des maladies évitables, nous n'insisterons que sur le rôle si important du lait, de l'eau et de l'alcool ; l'influence de l'eau est même tellement importante que nous lui consacrerons un chapitre spécial.

Lait. — Le lait, l'aliment par excellence, cause souvent chez les enfants nourris au biberon des diarrhées, dites diarrhées vertes, du choléra infantile, qui font de nombreuses victimes surtout pendant la saison chaude. Ces maladies sont dues à la présence dans le lait de germes morbides (microbes). On a de plus signalé, en Angleterre et en Allemagne notamment, des cas assez nombreux de transmission de fièvre typhoïde, de tuberculose, de diphtérie, de scarlatine par le lait ; la manipulation du lait se faisait généralement, sinon toujours, en pareil cas, dans la chambre occupée par un malade atteint de l'une de ces maladies. Que la cause directe de la contamination du lait fût imputable à la vache elle-même, au milieu dans lequel elle vivait, aux germes qui pouvaient être répandus dans l'air ou bien dans l'eau servant au lavage des vases, peu importe ici : le fait à retenir est la contamination par le lait et ses conséquences, des maladies évitables et à éviter.

Pour éviter la contamination du lait, il faut que toutes ses manipulations aient lieu hors de la chambre d'un malade et qu'elles ne soient jamais faites par des personnes qui le soignent ou qui l'approchent ; de plus, l'eau servant au lavage des vases doit être absolument pure ou mieux encore bouillie. Il faut en outre, si on n'est pas absolument sûr de la provenance et de la bonne qualité du lait, ne le consommer qu'après l'avoir stérilisé (1).

Viandes. — Les viandes peuvent introduire dans notre organisme des parasites, dont le tænia ou ver solitaire et la trichine sont les plus connus, et des

(1) Pour préparer le lait dit *lait stérilisé* qui, en dehors du lait maternel ou du lait d'une bonne nourrice, ou du lait maternisé bien préparé, est le meilleur à employer pour les nourrissons et qui donne toute garantie contre les infections, on opère comme il suit :

On met du lait frais dans une série de flacons de dimension variable suivant l'usage auquel on le destine ; on couvre ces flacons avec une rondelle ou un capuchon en caoutchouc souple et on les dispose dans une marmite en les séparant par une feuille métallique ou une planche percée de trous pour les recevoir, ou simplement par un linge, pour éviter les chocs pendant l'ébullition. On remplit la marmite d'eau jusqu'au niveau du lait dans les flacons et on fait bouillir au bain-marie pendant une demi heure à trois quarts d'heure ; après ce temps, on retire du feu la marmite et peu après les flacons qu'on laisse refroidir. Par le refroidissement, le caoutchouc formant couvercle s'adapte de lui-même au goulot des flacons, y adhère fortement et le ferme hermétiquement.

Pour les nourrissons, il faut employer des flacons ne contenant pas plus que ce qui doit être consommé en une tétée (soit 100, 150 ou 200 grammes, suivant l'âge), ou, dans tous les cas, ne mettre dans les flacons que ces quantités, afin qu'un flacon commencé ne soit jamais représenté à l'enfant. Les flacons servent eux-mêmes de biberon en y adaptant directement une téline en caoutchouc, toujours très proprement tenue et toujours lavée avec soin avant et après chaque tétée.

germes infectieux, tels que ceux du charbon et de la tuberculose. Elles peuvent de plus être nuisibles si elles proviennent d'animaux atteints de maladies diverses, car dans ce cas, comme lorsqu'elles présentent un certain degré de putréfaction, elles contiennent des poisons très dangereux.

Les moyens d'éviter les accidents dus à la mauvaise qualité de la viande sont : les uns administratifs, qui consistent dans la surveillance des abattoirs et des débits de viande, avec des mesures de répression contre les fraudes ; les autres domestiques, qui consistent dans le choix des viandes et le souci de leur fraîcheur et dans une cuisson suffisante et suffisamment prolongée pour que les substances nuisibles soient détruites (1).

Légumes et fruits. — Les légumes et les fruits touchant le sol ou restant près du sol peuvent être infectés et porter avec eux l'infection, le choléra, la fièvre typhoïde, la dysenterie ; ils peuvent aussi transporter dans les voies digestives de l'homme les œufs des vers intestinaux. Particulièrement en ce qui concerne le choléra, ils peuvent exercer une

(1) A ce sujet, il est bon de savoir que dans les viandes mangées saignantes les parties centrales du morceau n'ont pas été portées à la température nécessaire pour la destruction des microbes ; elles ont atteint 50 à 60 degrés seulement, pas davantage, alors qu'il faut une température de 80 degrés environ pour détruire un certain nombre d'entre eux et une température supérieure à 100° pour les détruire tous.

double influence fâcheuse en ce que, pris en certaine quantité, ils prédisposent à la diarrhée ou la provoquent et peuvent porter dans l'intestin des germes morbides qui, dans ces conditions, y pullulent avec facilité. Il y a donc lieu d'en surveiller l'emploi, de les laver toujours avec grand soin, de les peler toutes les fois qu'il est possible et, en temps d'épidémie, de ne les manger que cuits ; on évitera ainsi à peu près sûrement les maladies qu'ils peuvent transmettre.

Conserves. — Les conserves diverses ont souvent causé des accidents qu'on peut généralement éviter.

Il faut d'abord examiner les boîtes avant leur ouverture et renoncer à l'emploi de celles qui sont bombées. Elles doivent être plates ou même un peu abaissées ; si elles sont bombées, c'est que la conserve a fermenté et que des gaz se sont formés par la putréfaction.

A l'ouverture des boîtes il faut sentir et examiner les conserves et rejeter toutes celles qui ont une odeur désagréable. S'il s'agit de conserves de viande, il faut rejeter aussi celles dont la graisse ou la gelée n'ont pas la consistance et l'aspect habituels ; s'il s'agit de conserves de légumes, il faut, si, en examinant la boîte et en la sentant à l'ouverture, elle a été reconnue bonne, vider l'eau et laver largement les légumes à l'eau propre avant la cuisson.

ALIMENTATION.

De plus, d'une manière générale, qu'il s'agisse de conserves de viande, de poisson ou de légumes, les boîtes ne doivent être ouvertes qu'au moment de leur consommation.

Alcool. — L'alcool est un des principaux ennemis de l'homme et l'alcoolisme un des principaux fléaux que l'humanité ait fait fondre sur elle.

L'alcool porte ses atteintes sur le système nerveux qu'il surexcite d'abord et qu'il déprime ensuite, sur l'appareil digestif, sur l'estomac et le foie particulièrement, qu'il altère profondément dans leurs fonctions et leur structure, sur les vaisseaux sanguins et sur le cœur qu'il vieillit avant l'âge, sur les reins qu'il irrite et dont il provoque l'atrophie et, par surcroît, sur la descendance, chez laquelle il provoque directement des maladies nerveuses et autres des plus graves et une aptitude particulière à contracter un certain nombre d'autres maladies toutes plus ou moins graves. Il expose de plus celui qui s'y livre avec excès, à subir les atteintes de tous les agents infectieux en leur préparant un terrain sur lequel ils évoluent avec la plus grande facilité. Aussi voit-on chez les alcooliques les complications les plus graves survenir à l'occasion de maladies quelconques, des accidents cérébraux (*delirium tremens,* folie alcoolique) se manifester, soit spontanément soit sous une influence banale et la tuberculose faire parmi eux de nombreuses victimes. Ajoutons que bon nombre d'entre eux voient leur niveau moral s'abaisser, perdent le sentiment de la famille et que les alcooliques peuplent les prisons autant que les hôpitaux et les asiles d'aliénés.

Aux dangers que présente l'alcool par lui-même s'ajoutent ceux qui résultent de la présence, dans les alcools vendus à bas prix, de substances des plus toxiques existant dans les alcools impurs, mal distillés, non rectifiés ou additionnés de substances aromatiques qui masquent leur goût désagréable et qui parfois par elles-mêmes ajoutent à leur toxicité.

Les maladies si nombreuses causées par l'alcool sont au premier chef des maladies évitables; mais le vieux dicton « qui a bu boira » est toujours vrai; aussi pour restreindre les ravages de l'alcoolisme, faudrait-il adopter un certain nombre de mesures, la plupart destinées à défendre l'individu contre lui-même (diminution du nombre des cabarets et augmentation du prix de l'alcool); d'autres destinées à réduire au minimum les dangers de l'alcool qui serait consommé quand même (rectification obligatoire de tous les alcools destinés à la consommation).

Travail et surmenage. — Le travail n'est pas seulement un devoir, il est un besoin pour l'homme; mais, de même que l'oisiveté, l'excès de travail ou *surmenage* lui est nuisible et certains travaux l'exposent à des dangers dont il peut éviter les funestes conséquences, à des maladies par conséquent évitables. Le surmenage est en même temps qu'une cause directe de délibitation de l'organisme, une cause prochaine d'infection en ce qu'il prépare et favorise l'invasion de l'économie par les germes morbides. Des expériences nombreuses, celles notamment de Charrin et Roger, de Roux et Nocard, qui ne laissent pas de doute à ce sujet, sont venues confirmer les résultats d'observations faites dès longtemps, particulièrement dans l'armée. Elles ont même montré que des animaux normalement réfractaires à certaines maladies devenaient aptes à les contracter par le surmenage.

Chez les enfants et chez les femmes en particulier (1) et chez les hommes adultes travaillant dans un air confiné, il a les plus fâcheuses conséquences. Le moyen de les éviter est dans une bonne législation et surtout dans une bonne réglementation du travail, une bonne installation des manufactures et des ateliers, une bonne distribution du temps et un bon emploi des heures de repos.

Lésions et intoxications professionnelles. —

(1) Ni l'enfant ni la femme ne doivent participer au travail de nuit. La femme doit, pendant six semaines au moins *avant et après* la naissance d'un enfant, être dispensée de tout travail industriel et de tout travail violent quel qu'il soit ; sa santé et celle de son enfant l'exigent.

Il a été dit : « toutes les industries sont insalubres » ; cela est vrai dans une certaine mesure : la vie des champs seule est la vie salubre ; mais avec des ateliers bien organisés et certaines précautions prises tant par l'industriel que par l'ouvrier, les industries même dangereuses par elles-mêmes peuvent devenir inoffensives.

Parmi les lésions professionnelles (nous n'avons pas à parler ici des accidents), les plus fréquentes sont celles causées par les poussières et ces lésions sont d'autant plus prononcées que ces poussières sont plus dures. Elles provoquent dans les voies respiratoires une irritation qui aboutit directement à une lésion ou qui ouvre la porte aux microbes et aux inflammations qu'ils provoquent, aussi voit-on la phtisie fréquente chez les tailleurs de pierres dures, chez les aiguiseurs ; mais il suffit que la pierre soit maintenue humide pendant la taille ou l'aiguisage pour que ce danger disparaisse à peu près entièrement et que la maladie soit évitée. L'aiguiseur à sec ne dépasse guère 45 ans, l'aiguiseur à l'humide dépasse 67 ans.

Dans les industries qui provoquent des dégagements de poussières ou de vapeurs toxiques, les ateliers et les établis doivent être munis de ventilateurs spéciaux entraînant l'air vicié au dehors avant qu'il ait pu être respiré par les ouvriers ; quand ces systèmes d'éloignement des poussières ou des vapeurs ne sont pas applicables, le port d'un masque respirateur filtrant l'air devant la bouche et le nez, permet d'éviter les maladies, lésions ou empoisonnements, qui résulteraient de leur entrée dans les voies respiratoires.

Pour les ouvriers qui manipulent des substances toxiques, qu'elles donnent ou non des poussières, il faut, d'une manière générale, pour éviter les empoisonnements professionnels : avoir un vêtement spécial pour l'atelier, blouse de travail, ne pas manger dans l'atelier, ne manger qu'après s'être lavé les mains et les ongles à la brosse et, dans certains cas, porter pendant le travail un masque respirateur qui purifie l'air de ses poussières, sans gêner en rien la respiration (1).

Les jeunes filles, les femmes, les enfants ne doivent pas être employés dans ces industries.

---

(1) Un ouvrier travaillant au broyage des couleurs depuis quinze ans dans un air chargé de poussières plombiques est atteint d'accidents divers (liséré des gencives, état général mauvais, tremblement des mains, paralysie commençante, amaigrissement de 2 kilos 1/2 en deux ans, affaiblissement très marqué). En quelques mois il a repris ses 2 kilos 1/2 perdus et en un an il a augmenté de plus de 4 kilos ; tous les symptômes de maladie ont disparu ou considérablement diminué grâce à la précaution prise de porter un masque respirateur (purifiant l'air des poussières métalliques) pendant le travail et de se laver régulièrement les mains avant chaque repas. (Ch. Brigogne.)

EAU.

Il y a lieu en outre de prendre pour chacune d'elles
des précautions spéciales, usage du lait en boisson,
lavage des mains et de la figure à l'eau sulfureuse
par exemple pour le travail du plomb. On peut être
assuré que, grâce à elles, les maladies si fréquentes
résultant de ces industries pratiquées sans pré-
voyance sont absolument évitables.

DE L'EAU CONSIDÉRÉE COMME AGENT DE TRANS-
MISSION DES MALADIES ÉVITABLES SPÉCIALES. —
SON INFLUENCE SUR L'ÉTAT SANITAIRE. — MOYENS
D'ÉPURATION.

De tout temps on a reconnu l'influence de l'eau
sur la santé et l'importance de l'eau pure surtout en
temps d'épidémies, si bien qu'alors qu'on igno-
rait les causes de celles-ci on a maintes fois accusé
les sorciers et même les médecins de les avoir pro-
voquées ou entretenues en empoisonnant les puits.

L'eau, en effet, est le grand facteur de la transmission des maladies infectieuses les plus importantes, fièvre typhoïde, choléra, dysenterie et
probablement l'un des facteurs de l'infection palu-
déenne (fièvre des marais). On y a souvent trouvé
les germes de ces maladies et de plusieurs autres ;
quelques-uns d'entre eux y vivent et peuvent même
s'y propager ainsi que les œufs d'à peu près tous les

vers qui envahissent l'organisme humain : aussi a-t-on cherché, et doit-on chercher, principalement dans les villes et les agglomérations de quelque importance, à remplacer l'eau des puits ou rivières par les eaux de source, pures, bien captées et protégées contre toute souillure.

Quelques exemples suffiront à montrer le danger d'une mauvaise eau et l'importance de la distribution d'eau pure sur la santé publique.

A Angoulême, jusqu'en 1889, la ville ne recevait que de l'eau de rivière polluée par des eaux d'égout et des liquides provenant des fosses d'aisances. De 1880 à 1889, il mourait à Angoulême, dans la population civile seule, en moyenne 70 personnes par an de la fièvre typhoïde. En août 1889, l'eau de source remplace l'eau de rivière. Dans les 12 mois qui suivent (de septembre 1889 à août 1890), il n'y a plus que 14 décès, et pourtant une partie de la population, malgré l'amenée d'eau de sources, consomme encore de l'eau puisée dans de nombreux puits particuliers.

La garnison, au contraire, qui n'use plus que de l'eau de source et qui comptait tous les ans en moyenne (de 1880 à 1889) 240 malades et 36 décès par fièvre typhoïde, ne compte plus, de septembre 1889 à août 1890, que 7 cas et pas un décès.

A Rennes, l'eau de source est amenée en 1883.

EAU.

Jusqu'alors, de 1870 à 1880, Rennes perdait par fièvre typhoïde en moyenne 73 individus par an ; depuis lors, de 1883 à 1889, elle n'en perd plus qu'une moyenne de 32 par an. Dans la population militaire, l'amélioration est plus sensible encore : la mortalité moyenne, qui était de 67 dans les treize années de la première période, tombe à 6 pendant les sept années qui suivent l'usage exclusif d'eau de source.

Les statistiques du ministère de la guerre, celles du Dr Schneider et tout particulièrement celle du médecin-inspecteur-général Dujardin-Beaumetz, l'instigateur de ces mesures dans les casernements, démontrent péremptoirement les heureux effets de la substitution de l'eau pure aux eaux quelconques antérieurement en usage dans les garnisons.

Quelques chiffres empruntés à celle-ci sont particulièrement intéressants à signaler :

En 10 ans :

(De 1876 à 1885 inclus) on comptait dans l'armée. 111.788 cas.
Soit comme moyenne annuelle.................... 11.178 —
De 1885 à 1888, il y a diminution progressive dans les garnisons de France.....................
Et en 1888, le nombre des cas est réduit à..... 5.000 —
Depuis 1888, il s'abaisse encore progressivement pour arriver en 1895 à...................... 2.855 —

A la campagne, des faits analogues ont été constatés. L'interdiction absolue de l'usage de l'eau de certains puits ou leur fermeture ont parfois

fait cesser immédiatement une épidémie commençante de fièvre typhoïde.

Quand, en 1886, le choléra a envahi quelques localités de la Bretagne, M. Charrin a arrêté l'épidémie
qui menaçait d'envahir la France entière en faisant
fermer les puits dont l'eau était déjà souillée par les

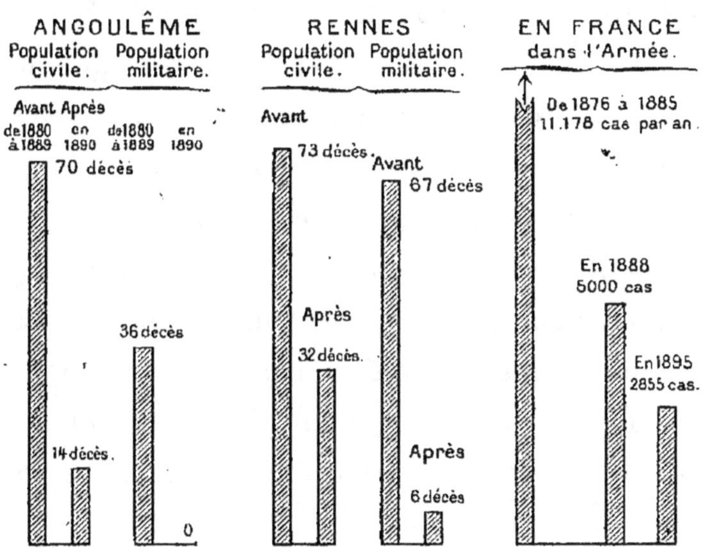

Fig. 2. — Tracés montrant la diminution de la fièvre typhoïde après le remplacement de l'eau de puits ou de
rivières par de l'eau de source.

infiltrations des matières fécales des premiers malades et contenait ainsi des germes cholériques.

En campagne, on a vu le choléra apparaître, cesser
et reparaître, suivant que les hommes puisaient l'eau
au-dessus et au-dessous des villages ou agglomérations contaminés et cesser définitivement le jour
où ils ont uniquement puisé leur eau au-dessus de

ces agglomérations. Dans ce cas aussi, les eaux étaient souillées par les germes cholériques apportés par les infiltrations des fosses d'aisances, des feuillées ou du sol sur lequel les matières fécales étaient déposées.

L'amenée d'eau de source a précisément pour avantage d'éviter la souillure par les fosses d'aisances de l'eau de consommation en même temps que, mettant plus d'eau à la disposition de chacun, elle facilite les soins de propreté de la maison et de la rue qui ont sur la santé une influence très considérable. Il faut seulement que l'eau employée, chargée d'impuretés, soit amenée par un système bien compris de caniveaux ou d'égouts jusqu'à un point ou elle ne peut nuire, afin d'éviter la contamination du sol et du sous-sol et par là ultérieurement celle des habitants.

Les exemples des dangers d'une mauvaise eau et des avantages de l'eau pure ou purifiée pourraient être indéfiniment multipliés, mais inutilement, car ceux qui viennent d'être cités sont assez probants. Il y a plutôt lieu de préciser les *moyens à employer pour purifier une eau suspecte.*

PURIFICATION DE L'EAU. — La *purification de l'eau* peut se faire par des procédés physiques ou par des procédés chimiques, ou par l'association des procédés chimiques et physiques.

Les procédés physiques sont l'*ébullition* et la *filtration*.

L'ébullition est de tous les procédés le plus commode et le plus sûr et il a le grand avantage d'être à la portée de tous. L'ébullition doit durer 10 à 15 minu-

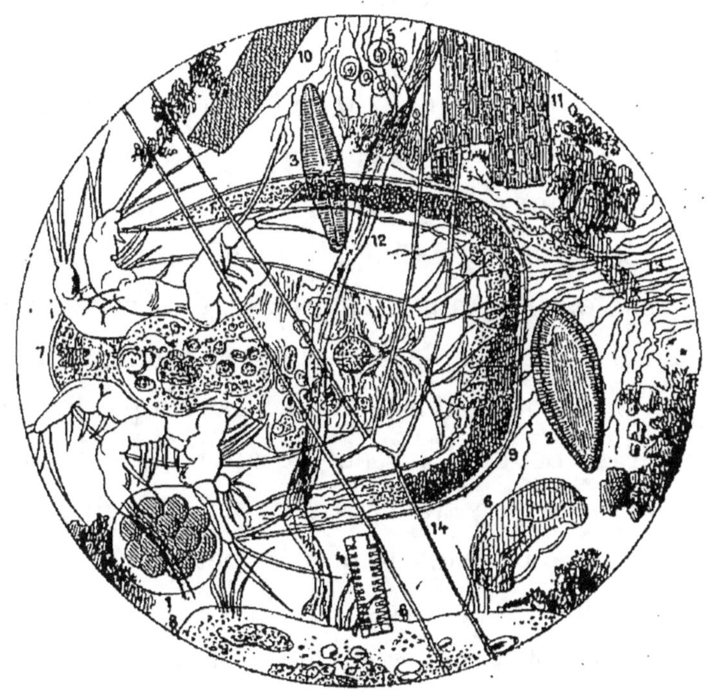

Fig. 3. — Eau de la Seine à Chaillot vue au microscope.

tes au moins; les microbes ordinaires et les microbes générateurs de la plupart des maladies ainsi que les spores sont détruits par l'ébullition prolongée. Quant à la mauvaise réputation faite à l'eau bouillie d'être désagréable au goût et lourde à l'estomac, elle n'a rien de fondé en pratique, car il suffit de faire bouillir l'eau dans un vase très propre pour qu'elle n'ait pas de mauvais goût et de la faire bouillir plusieurs heures avant l'usage (en la laissant jusque-là recouverte par une feuille de papier ou un couvercle quelconque empêchant l'accès des poussières) pour qu'elle soit suffisamment aérée et ne soit pas lourde à l'estomac.

La *filtration*, telle qu'elle doit être comprise en hygiène, est une opération qui a pour but et doit avoir pour effet de débarrasser l'eau de toutes ses impuretés, de la rendre limpide, incolore, sans saveur désagréable, suffisamment aérée, sans microbes dangereux, sans excès de matières organiques. Il ne faut donc pas la confondre avec la simple clarification qu'on peut obtenir par décantation après repos, par passage à travers du sable, du charbon, des éponges, etc. Dans la nature, cette filtration se fait à travers d'épaisses couches successives du sol dont les plus superficielles seulement contiennent des germes morbides divers.

En pratique, elle s'opère par des moyens différents, suivant qu'il s'agit de donner de l'eau à une ville ou simplement à une famille, mais quels qu'ils soient, les filtres employés jusqu'à présent ne donnent jamais une sécurité complète ; aucun d'eux ne fournit une eau aussi bonne qu'une eau de source pure et aussi sûrement stérilisée que l'eau bouillie ;

c'est d'ailleurs l'avis tout récemment exprimé par M. A.-J. Martin, rapporteur du concours ouvert par la Ville de Paris pour *l'épuration et la stérilisation des eaux de rivière destinées à la boisson :*

« 5° *conclusion :* Lorsque, dans une agglomération limitée, telle qu'une école, un lycée, une caserne, un hôpital, etc. (à plus forte raison une simple famille), l'eau distribuée est suspecte ou manifestement souillée, il faut alors, quand elle doit servir comme eau de boisson, la faire préalablement bouillir et la maintenir après à l'abri des poussières atmosphériques. *Il convient, en pareil cas, de proscrire tous procédés de filtration ou d'épuration jusqu'ici connus, dont l'entretien, le nettoyage et la surveillance sont pratiquement irréalisables.* »

C'est aussi, semble-t-il, l'avis de la direction du service de santé de l'armée qui, bien que pouvant, mieux que partout ailleurs, exiger dans les casernes un nettoyage régulier des filtres, paraît tendre à leur substituer de jour en jour des stérilisateurs par la chaleur qui ont donné d'excellents résultats à Évreux, à Lure, en Tunisie, dont les garnisons étaient auparavant décimées par la fièvre typhoïde. Un modèle très économique fonctionne actuellement au Val-de-Grâce.

Sous la réserve de ces observations générales, on peut dire que parmi les meilleurs filtres figurent ceux qui sont spécialement constitués par des bougies ou vases en porcelaine poreuse, par une épaisse couche de grès, par des mélanges de grès, de charbon et d'amiante et ceux qui associent l'épuration chimique à l'épuration physique, mais que tous sont sujets à de fréquentes détériorations apparentes ou invisibles, et que tous nécessitent des lavages trop fréquents et trop minutieux pour qu'ils donnent une sécurité absolue en temps d'épidémie. On ne peut les recommander que comme de bons moyens d'épuration relative à employer en temps normal.

Parler autrement serait entretenir des illusions dangereuses.

Les *procédés chimiques* servant à l'épuration de l'eau sont basés sur deux principes différents, les uns visent la précipitation des matières organiques de l'eau et, avec elles, des microbes (procédé assez analogue au collage des vins) ; les autres visent la destruction des matières organiques et des microbes.

Les premiers ont pour agent spécial l'alun ; les seconds, les permanganates de potasse et de chaux.

L'*alun* est employé à la dose de 25 à 50 centigrammes par litre soit seul, soit, ce qui est préférable, associé à $0^{gr},10$ ou $0^{gr},15$ de carbonate de soude (soit, par exemple, $2^{gr},50$ à 5 grammes d'alun et 1 gramme de carbonate de soude pour 10 litres d'eau).

On ajoute à l'eau l'alun ou l'alun et le carbonate

de soude, on agite, puis on laisse reposer, pendant vingt-quatre heures s'il n'y a que de l'alun, pendant douze à quatorze heures si à l'alun on a ajouté du carbonate de soude.

Le prix de revient de cette épuration est insignifiant, un sou environ pour 100 litres.

Le *permanganate de potasse* qui est justement considéré (avec le permanganate de chaux) comme le meilleur agent de destruction des microbes agissant par oxydation est ajouté à l'eau, à raison de 0,05 pour 1 litre d'eau stagnante (soit 5 grammes pour 100 litres), et de 0,02 pour 1 litre d'eau de rivière (soit 2 grammes pour 100 litres). Ainsi employé, il réalise une épuration microbienne et organique complète, mais il laisse à l'eau une coloration rouge qu'il faut faire disparaître en la filtrant à travers du charbon de bois concassé ou de la braise de boulanger. Cette épuration est très peu coûteuse en raison de la faible quantité employée d'un produit qui coûte environ 3 francs le kilogramme et peut être très utilement employé.

CHAPITRE V

Maladies évitables spéciales (maladies transmissibles

« Toutes les maladies transmissibles sont évitables. »

Jenner en appliquant la vaccine à la préservation de la variole a planté le premier jalon de l'évitabilité des maladies.

Lister en montrant les bienfaits du traitement antiseptique né des découvertes de Pasteur, a montré l'évitabilité des infections chirurgicales.

Pasteur en découvrant les microbes spécifiques, pathogènes, c'est-à-dire spéciaux à certaines maladies déterminées, a ouvert toute grande la voie à l'évitabilité des maladies transmissibles.

Ces trois noms sont à rappeler ici comme étant ceux de véritables bienfaiteurs de l'humanité.

Les maladies évitables spéciales sont tout particulièrement les maladies engendrées par les microbes. Elles sont transmissibles et évitables par une bonne hygiène appliquée à l'individu atteint et à ce qui l'entoure.

Elles sont les unes contagieuses, les autres infectieuses ; quelques-unes sont en même temps infectieuses et contagieuses (1) ; mais comme nous nous

(1) On dit contagieuses les maladies qui se transmettent par contact avec les individus malades ou avec les objets souillés

occupons plus ici de la manière d'éviter les maladies que de la connaissance de leur nature et comme la plupart des maladies contagieuses sont infectieuses et comme la plupart des maladies infectieuses sont contagieuses par contact direct ou indirect, nous emploierons le plus souvent la dénomination de maladies contagieuses, qui est plus connue et parle plus à l'esprit.

Les maladies contagieuses sont pour la plupart épidémiques, c'est-à-dire qu'elles atteignent un grand nombre d'individus simultanément ou à court intervalle; toutes ne le sont pourtant pas, telle la tuberculose qui est microbienne, contagieuse (et par cela même évitable), mais non épidémique.

Avant qu'on ne connut la cause immédiate des maladies contagieuses et leur mode de propagation, la plupart de ces maladies devenaient le plus souvent épidémiques ; telles la peste noire du xive siècle qui fit en Europe 40 millions de victimes, tel le choléra qui faisait autrefois beaucoup plus de victimes qu'il

par eux (la teigne par exemple); on dit infectieuses celles qui infectent l'organisme par l'intermédiaire d'un agent de même ordre que celui qui produit la contagion (un microbe), mais qui ne se transmettent pas par simple contact (la fièvre typhoïde par exemple); on dit infectieuses et contagieuses, celles qui se propagent par contact direct ou indirect et causent l'infection de l'organisme (la scarlatine par exemple). La contagion s'entend donc du mode de propagation, l'infection de l'envahissement de l'organisme par les microbes qui l'empoisonnent.

n'en fait aujourd'hui à chacune de ses apparitions, telle la fièvre typhoïde, telles les fièvres éruptives.

Des progrès réels ont été accomplis à cet égard, mais la découverte des agents de transmission des maladies est encore de date récente et les moyens à opposer à la propagation de celles-ci sont jusqu'à présent trop peu connus du public ; aussi sommes-nous encore loin des résultats à attendre de la généralisation des mesures d'antisepsie et de désinfection (1) qui sont le remède.

CHAPITRE VI

Les maladies évitables spéciales font encore aujourd'hui un très grand nombre de victimes par le fait de l'ignorance ou de l'insouciance des populations. — Exemples.

Quelques exemples suffiront à montrer les avantages des pratiques antiseptiques et le danger de ne pas les appliquer à l'occasion.

Un grand nombre de maladies, compliquant les opérations ou les blessures, faisaient autrefois dans les services de chirurgie les plus grands ravages,

(1) Par pratiques antiseptiques, on entend des pratiques ayant pour but et pour résultat d'empêcher l'invasion de l'organisme par les microbes nuisibles et de détruire ceux-ci sur le malade et sur ce qui l'entoure. Les pratiques de désinfection s'appliquent exclusivement à la destruction des microbes et germes divers des maladies.

MALADIES ÉVITABLES SPÉCIALES.

telles l'infection purulente, l'érysipèle, la pourriture d'hôpital, la gangrène gazeuse, la fièvre des accouchées, etc., etc. Elles ont à peu près disparu aujourd'hui et la gravité des opérations et des blessures a ainsi considérablement diminué.

Dans les fractures compliquées, la mortalité est tombée de 40 p. 100 à 6 p. 100.

Dans les plaies des grandes articulations, elle est tombée de 85 p. 100 à 16 p. 100.

Dans les opérations les plus importantes (sur le ventre notamment), de 85 p. 100 à 5 p. 100.

Dans la fièvre puerpérale (empoisonnement des accouchées), de 20 p. 100 à 0,5 p. 100 dans les hôpitaux.

Les résultats n'ont pas encore été aussi brillants en médecine qu'en chirurgie et en accouchements, parce que le médecin ne peut être là pour appliquer constamment au malade et à son entourage l'antisepsie (1) qu'il prescrit, tandis qu'il suffit au chirurgien et à l'accoucheur de l'appliquer lors des opérations et des pansements qu'il lui fait lui-même. Aussi voit-on, faute d'un concours nécessaire de la part du public, les maladies évitables spéciales causer encore presqu'autant de décès que les maladies inévitables.

(1) Antisepsie signifie destruction et préservation des agents de contagion et d'infection qui créent et propagent les maladies.

MALADIES ÉVITABLES SPÉCIALES.

L'homme, dans ce cas, ne fait que récolter ce qu'il a semé ; en voici la preuve :

La *variole* faisait autrefois de nombreuses victimes, tuait, aveuglait ou défigurait des populations entières ; la mortalité s'élevait à 60 p. 100 des cas environ.

Depuis la découverte de la vaccine et la pratique de la vaccination, le nombre des varioleux a partout diminué et, de nos jours, en proportion des précautions prises de vaccination et de revaccination, les formes graves qui étaient la règle sont devenues des exceptions ; néanmoins la variole cause encore en France de 10,000 à 12,000 décès tous les ans, tandis qu'elle a presqu'entièrement disparu des pays ou des groupes d'individus chez lesquels on pratique systématiquement la vaccination et la revaccination (1) telle l'Allemagne, où elle ne cause qu'environ 100 décès par an, la Compagnie des chemins de fer de l'Est où, sur 3,500 agents, il n'y a pas eu depuis plusieurs années un seul décès par variole.

La *variole* peut donc diminuer dans une grande proportion et complètement disparaître un jour, à la

(1) Pendant la guerre de 1870, tandis que la variole ne faisait que 314 victimes dans l'armée allemande, dont les hommes avaient été, à peu près tous, revaccinés, elle en faisait 23,649 parmi nos soldats, qui, hâtivement appelés ou rappelés et arrivant de points divers du territoire où sévissait la variole, étaient, en raison de nos désastres, incorporés au plus tôt parmi les combattants, sans que les vaccinations ou revaccinations aient pu être régulièrement opérées.

condition que chacun soit vacciné dans son enfance, se soumette tous les 10 ans environ à la pratique, d'ailleurs très bénigne, de la revaccination, et seconde ainsi les efforts de l'Administration qui exige la vaccination et la revaccination des élèves des écoles et de tous les militaires, de ceux de l'armée territoriale aussi bien que de ceux de l'armée active.

Choléra. — En 1892, à Dieppe, malgré la recommandation faite par le médecin de ne pas manger dans la chambre d'un cholérique, trois menuisiers prennent leur repas dans la chambre d'un camarade mort du choléra qu'ils viennent d'enterrer ; ils meurent tous les trois du choléra dans les vingt-quatre heures.

La même année, un habitant d'Aubervilliers vient à Gonesse ; atteint de choléra, il entre aussitôt à l'hôpital et meurt; le médecin recommande de brûler immédiatement les vêtements ; au lieu de cela, celui qui en est chargé, voulant les garder, les porte chez lui et meurt dans les vingt-quatre heures, ainsi que sa fille, sa petite-fille et son gendre qui demeurent avec lui.

En 1883, à Hué, la garnison européenne de la résidence buvait de l'eau du fleuve; pendant l'épidémie cholérique, le médecin major fait donner l'ordre aux hommes de se servir uniquement, et pour tous les usages, d'eau prise au-dessus des villages annamites infectés ; le choléra cesse aussitôt.

Quelque temps après il reprend ; on constate alors que, par négligence ou paresse, les hommes prennent l'eau au-dessous des villages ; on donne de nouveaux ordres très sévères, l'eau est prise au-dessus des villages, le choléra cesse et les hommes, convaincus cette fois, ne s'exposent plus à l'épidémie qu'ils savent pertinemment pouvoir éviter.

Diphtérie. — Un enfant meurt du croup dans un appartement de Paris ; les parents refusent de faire pratiquer la désinfection ordonnée par le médecin ; peu après un second enfant est pris et meurt ; la désinfection est de nouveau refusée et la famille part pour la campagne avec le troisième enfant ; elle rentre 8 mois après à Paris, au commencement de l'hiver ; peu après l'enfant est pris et meurt. Désolée, mais toujours aussi imprudente, cette famille quitte son appartement sans le faire désinfecter et envoie son mobilier maudit à l'hôtel des ventes !

Ne sont-ce pas là des exemples frappants de l'incurie, de l'insouciance du public et de sa complicité dans la propagation des maladies contagieuses et l'explosion ou les progrès des épidémies ?

CHAPITRE VII

Les agents directs des principales maladies évitables spéciales sont les microbes.

En matière de maladies transmissibles, maladies évitables par excellence, on peut dire : *le microbe, voilà l'ennemi.*

Les microbes sont les êtres vivants les plus rudimentaires connus. Ils sont d'autant plus dangereux qu'ils sont plus petits et plus invisibles (il en faut des milliers pour faire la grosseur d'un grain de poussière) et qu'ils se propagent avec la plus grande rapidité, si bien qu'en vingt-quatre heures un microbe peut, dans des conditions favorables, en procréer plus de 12 millions (1). Ce sont les agents

(1) Les microbes jouent un rôle important dans la vie générale. Ils sont les agents de toute fermentation, de toute putréfaction ; ce sont eux qui désorganisent après la mort la matière animale et végétale pour en restituer les éléments à la terre et à l'air. Aussi la terre, où tout retourne, est-elle à sa surface et dans les couches supérieures le grand réceptacle des microbes et les eaux qui la lavent s'en chargent-elles abondamment. Les eaux des rivières, des canaux, des puits en contiennent des milliers par centimètre cube ; les eaux de source, au contraire, qui sont des eaux profondes, épurées par la filtration naturelle dans les profondeurs du sol ou n'en contiennent pas ou n'en contiennent qu'un très petit nombre. Desséchés mais non détruits pour cela, les microbes et leurs germes ou graines qu'on appelle *spores* sont très légers et flottent dans l'air en grand nombre ; aussi sont-ils transportés par les vents à de grandes distances. Heureusement le soleil et l'oxygène (gaz

spéciaux de la contagion et de l'infection. Il y en a de diverses sortes : les uns en tout temps indifférents au point de vue de la santé, d'autres habituellement indifférents, mais devenant nuisibles sous certaines influences, d'autres enfin particulièrement nuisibles, dits microbes pathogènes, c'est-à-dire engendrant des maladies déterminées. Ils fabriquent et versent dans l'organisme des poisons plus actifs et plus subtils que les poisons considérés comme les plus dangereux. Un certain nombre d'entre eux habitent le corps des animaux et de l'homme en particulier, mais, dans l'état de santé, ils sont détruits, ainsi que les poisons qu'ils sécrètent, par certains éléments de l'organisme vivant; aussi tant que l'organisme est sain et vigoureux, il se défend ; mais dès que, par une cause quelconque, sa force de résistance est diminuée, ils prennent le dessus et la maladie infectieuse se déclare.

Il y a donc à considérer, au point de vue de leur influence sur la production des maladies contagieuses, les microbes eux-mêmes et le terrain sur lequel ils sont semés.

qui constitue la partie active essentielle de l'air) sont leurs plus mortels ennemis ; ils ne peuvent leur résister que pendant peu de temps, tandis qu'ils peuvent vivre pendant des années dans un lieu mal aéré et sans soleil et c'est là ce qui explique cette observation de tous les temps et de tous les pays que traduit le proverbe déjà cité : « Où le soleil n'entre pas le médecin entre souvent. »

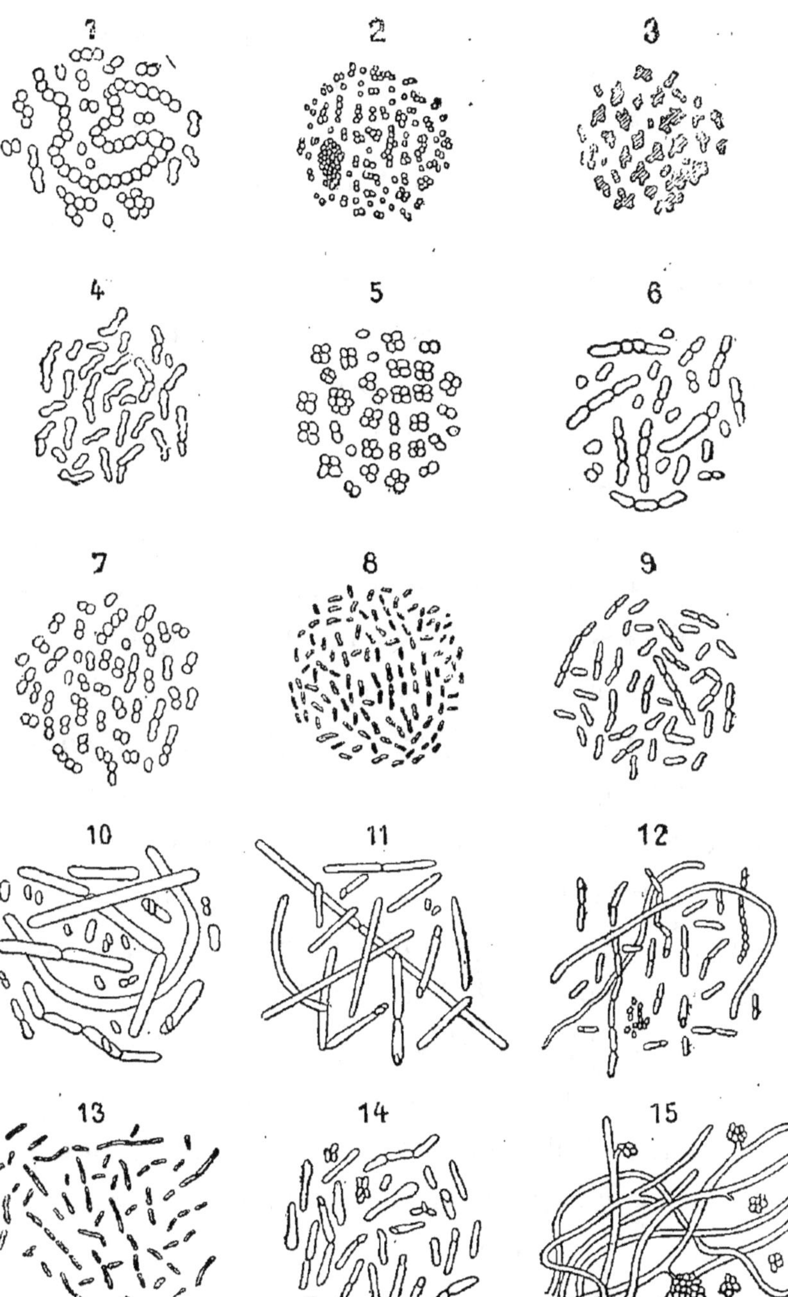

Fig. 4. — Principales formes de microbes, bactéries
et autres.

MICROBES.

Les *microbes* et leurs germes ou *spores* flottent en grand nombre dans l'air jusqu'à une certaine altitude, surtout au niveau et aux environs des grands centres de population. Ils se trouvent en grand nombre dans les couches supérieures du sol et dans les eaux superficielles des puits, des rivières, des mares, des canaux. Ils se reproduisent par dédoublement, mais aussi par graine ou spores et ces spores jouent un rôle d'autant plus important dans la propagation des maladies qu'ils sont plus résistants encore que les microbes au froid, à la sécheresse et même à la chaleur et que, plus encore que les microbes eux-mêmes, ils peuvent sommeiller longtemps et reprendre ensuite toute leur activité ; des faits de contamination causés par des objets souillés vingt-cinq ans auparavant ont prouvé qu'une aussi longue période ne suffisait pas toujours à les détruire.

Le terrain sur lequel s'ensemencent ces microbes, l'organisme humain, est plus ou moins apte, suivant certaines conditions individuelles, à subir leur influence. La résistance aux microbes et à l'infection qu'ils engendrent, constitue ce qu'on appelle l'*état réfractaire*. Cet état résulte des bonnes conditions de santé générale d'une part, et d'un état particulier créé par les vaccinations d'autre part.

CHAPITRE VIII

Vaccins et vaccinations.

Par *vaccination*, il faut entendre l'introduction dans le sang d'un virus qui confère l'immunité vis-à-vis d'une maladie déterminée, c'est-à-dire qui en préserve pour un temps plus ou moins long.

La vaccination la plus connue est la vaccination contre la variole, qui s'obtient par l'inoculation à l'enfant et à l'adulte d'un virus né sur la vache (cow-pox) et cultivé sur la génisse ; mais il en est bien d'autres.

Il y a les *vaccinations* pour ainsi dire *spontanées*, qui se font par une première atteinte d'une maladie contagieuse infectieuse et permettent ensuite d'affronter celle-ci sans danger, du moins le plus généralement (variole, rougeole, scarlatine, fièvre typhoïde, coqueluche, peste). Puisque après une atteinte l'individu n'est plus apte à contracter la maladie, on peut dire qu'il est vacciné.

Il y a encore les vaccinations par l'inoculation des virus atténués de la maladie à éviter ou à combattre. Nous les appellerons pastoriennes (du nom de Pasteur, leur inventeur) ; telles sont : celles de Pasteur lui-même contre le charbon et contre la rage, celles de Roux contre la diphtérie (croup), celles de Yersin contre la peste, qui ont déjà fait leurs preuves. Bientôt sans doute se présenteront dans les mêmes conditions celles de Marmoreck contre l'érysipèle, la fièvre puerpérale et les maladies procédant du même microbe, celles de Chantemesse contre la fièvre typhoïde, et un jour sans doute celles du cancer et de la tuberculose, sur la voie desquelles on semble être d'ores et déjà bien engagé.

Les vaccins de cette catégorie, sauf le vaccin contre le charbon appliqué aux animaux, ne s'emploient généralement qu'après pénétration du germe morbide dans l'organisme et par conséquent comme moyen de traitement de la maladie, mais ils peuvent aussi être employés comme moyens préventifs, quand il y a lieu, par exemple, de craindre la diphtérie dans l'entourage d'un enfant atteint ou la rage dans une meute.

Malgré l'efficacité reconnue des vaccinations, comme on ne peut être certain de l'état réfractaire d'un organisme, même le mieux constitué, il est bon de considérer toujours l'individu comme apte à contracter une maladie contagieuse et de prendre à l'égard de tous les précautions antiseptiques que la prudence réclame.

CHAPITRE IX

La contagion, ses sources, ses procédés, ses agents.

Par contagion on entend la propagation d'une maladie à un individu sain par le contact d'un individu malade ou par la pénétration à distance du malade de germes morbides provenant de lui. Le premier mode est la contagion directe, le second la contagion indirecte. Ils ont tous les deux une égale importance.

La contagion directe a lieu d'individu à individu ; la contagion indirecte se produit par l'intermédiaire de tout objet souillé directement ou indirectement par les déjections et émanations diverses du malade.

Celle-ci peut se faire : *a*) par les déjections du malade, *b*) par les personnes ou les objets ayant approché le malade ou ayant été en contact avec ses déjections, ou bien encore, *c*). par les objets contaminés secondairement par ses déjections.

Il n'y a pas lieu d'insister sur la contagion d'individu à individu ; elle est banale et connue de tous pour certaines maladies telles que la rougeole, la scarlatine, la variole, la coqueluche, l'ophtalmie purulente. Elle se produit aussi pour une série d'autres maladies parasitaires mais à gros parasites, la gale, la teigne, etc., qui n'entraînent pas d'infection.

LA CONTAGION, SES SOURCES.

La contagion directe ou indirecte par les déjections du malade est plus importante à signaler parce qu'elle est moins connue et parce qu'en général on sait moins bien s'en garantir. Les maladies qui se transmettent ainsi sont celles dont les germes sont constamment jetés au dehors par des voies diverses : débris de la peau (pellicules, croûtes ou squames) dans la scarlatine, la variole; expectorations (salives et crachats, mucosités nasales, fausses membranes) dans la coqueluche, la tuberculose pulmonaire (phtisie), la diphtérie (croup), la pneumonie infectieuse, la broncho-pneumonie des enfants;

Les selles dans la fièvre typhoïde, la dysenterie ;

Les selles et les matières vomies dans le choléra ;

Les larmes et les sécrétions des paupières dans l'ophtalmie purulente, la rougeole ;

Le pus dans les plaies.

Ce sont ces déjections du malade, riches en microbes, qui sèment la maladie, souillent et infectent les personnes et les objets au contact desquels elles arrivent directement ou indirectement, et ce sont ces personnes et ces objets, qui, disséminant ces microbes, déterminent la maladie dont ils transportent le germe.

LA CONTAGION, SES AGENTS.

Contamination par le médecin. — Un médecin, aujourd'hui adepte fervent de l'antisepsie, raconte lui-même le fait suivant qui remonte à plus de 25 ans, c'est-à-dire à une époque où on ne pratiquait encore ni l'antisepsie, ni la désinfection, et il ajoute avec raison : « *Aujourd'hui pareille chose ne doit plus arriver* ».

« Exerçant la médecine à X, nous faisons presque tous les accouchements du canton. Pendant 30 ans, aucun cas de fièvre puerpérale n'avait été constaté dans la région et personnellement nous n'en avions jamais observé. Une épidémie de fièvre scarlatine éclate dans un village ; une petite fille âgée de 8 ans en est atteinte et présente, avec de l'angine, des ganglions suppurés du cou ; nous ouvrons un de ces ganglions, nous lavons après notre bistouri et nos mains, nous remontons en voiture et nous nous arrêtons à l'extrémité opposée du village, pour assister une jeune femme de très belle santé qui allait accoucher. L'accouchement est des plus naturels et ne nécessite que les manœuvres ordinaires. Huit jours après cette jeune femme succombait à une infection puerpérale.

LA CONTAGION, SES AGENTS.

Il est bien évident que les soins usuels de propreté pris par nous après l'ouverture de l'abcès scarlatineux avaient été insuffisants et que nous avions transporté d'une façon quelconque (soit par les mains, soit par les vêtements), le germe morbide de l'enfant atteinte de suppuration scarlatineuse. Trois mois après, la sœur aînée de cette enfant, qui était en pension dans la ville, vient passer dans sa famille les vacances de Pâques et partage le lit de sa sœur cadette (situé dans une alcôve dont les portes ne sont ouvertes que pendant la nuit) : six jours après, elle est prise de scarlatine qui se complique de méningite et elle meurt. *Aujourd'hui, grâce aux lavages antiseptiques et à la désinfection qui auraient été certainement employés, ces deux morts auraient été évitées.* »

Contamination par les gardes. — Les faits de contamination par les gardes et notamment par les sages-femmes étaient particulièrement fréquents avant que les pratiques antiseptiques ne se fussent généralisées et surtout qu'elles ne soient appliquées conformément aux conclusions de l'Académie de médecine, qui les a rendues pour ainsi dire réglementaires. On a même dû parfois interdire pour un temps plus ou moins long à certaines sages-femmes d'exercer leur métier, parce que toutes les femmes auxquelles elles donnaient leurs soins mouraient de l'infection dont elles leur portaient le germe.

Contamination par les instruments. — La contamination par les instruments était fréquente avant l'antisepsie, on s'en rend d'ailleurs bien compte en voyant les effets d'une piqûre ou coupure faite avec un objet malpropre, et il n'est pas de médecin qui ne se rappelle avoir vu dans les services hospitaliers de véritables épidémies, d'infection purulente notamment, tenant à cette cause.

En médecine vétérinaire, le cas s'est aussi maintes fois présenté comme en médecine humaine. Rappelons celui d'un vétérinaire très expérimenté, opérant un cheval qui meurt du tétanos, puis faisant subir à une série de chevaux une opération courante avec l'instrument qui a servi à opérer le premier cheval; tous meurent du tétanos. On dit de ce vétérinaire : « c'est fini, il a mauvaise haleine ! » mais un jour il abandonne cet instrument, auquel il rapporte ses insuccès, il le remplace par un semblable neuf, non contaminé, et il ne voit plus un cas de tétanos après ses opérations. Il n'avait pourtant pas changé d'haleine !

Contamination par l'habitation. — Comme exemple de contamination par l'habitation, en y comprenant le mobilier, il n'en est guère de plus probant que celui cité page 40, où l'on voit successivement trois enfants mourir de la diphtérie à longs intervalles dans un même appartement. Nous en ajouterons cependant quelques autres pour porter la conviction dans tous les esprits.

Un enfant est atteint de scarlatine ; il rentre à l'école après le délai voulu, toutes les précautions de désinfection personnelle prises à son égard ; aucun cas de contagion ne se produit, mais si l'enfant a été désinfecté avec soin suivant les prescriptions du médecin, on a négligé celles-ci en ce qui concerne l'appartement qui n'a été nullement désinfecté. Vingt mois après, un ménage remplace ces locataires, les deux enfants sont pris, alors qu'il n'y avait encore aucun cas dans la ville et une épidémie éclate.

Par contre, la désinfection des locaux non seulement empêche la contamination, mais peut arrêter une épidémie : le fait suivant en témoigne. M. Chour, médecin militaire russe, rapporte les faits suivants, cités par le Dr Vaillard à la Société médicale des hôpitaux : une fraction de régiment est décimée par la fièvre typhoïde. Une seule compagnie de 90 hommes fournit 14 cas. Par la désinfection des murs, des planchers et de l'habitation en général, le nombre des cas tombe à 1,7 p. 1000 et devient nul l'année suivante, tandis que dans les quartiers non désinfectés, la fièvre typhoïde donne 22 cas p. 1000 et 33 p. 1000 l'année suivante. Il serait utile que dans tous les locaux exposés à être fréquemment contaminés : hôpitaux, casernes, écoles, chambres d'hôtels, les parois fussent imperméables et faciles à nettoyer et à désinfecter par des lavages antiseptiques.

Contamination par le mobilier. — Plusieurs faits ont été cités qui se rapportent à la contamination par le mobilier dans ce qui a été dit à propos de l'habitation ; l'exemple suivant est plus frappant encore : un enfant contracte la diphtérie en couchant dans un berceau où deux ans auparavant deux enfants avaient été atteints à plusieurs mois d'intervalle et étaient morts de la même maladie. L'enfant guéri, le médecin (Dr Darolles, de Provins) recommande de brûler ou tout au moins de désinfecter très exactement le berceau ; on n'en fait rien ; peu de temps après l'enfant reprend la diphtérie et en meurt cette fois.

Contamination par le linge et les vêtements du malade. — Qu'on se reporte au fait que nous avons cité de transmission du choléra par les vêtements d'un cholérique, qu'on sache qu'une épidémie de fièvre typhoïde a été complètement arrêtée par la désinfection des effets d'habillement d'un régiment et l'on jugera de l'importance de la désinfection appliquée aux vêtements.

Seltz (de Munich) retrouve le bacille de la fièvre typhoïde encore virulent après vingt-six jours sur des effets d'habillement et celui du charbon après un an.

M. Czernicki a pu suivre la trace de certaines épidémies de fièvres éruptives transportées par des draps mal désinfectés. Quelques faits sont à ce sujet particulièrement intéressants : deux enfants, l'un de 13 ans, l'autre de 10, sont pris de scarlatine en décembre et janvier ; l'appartement et les vêtements sont désinfectés avec soin ; l'automne suivant, au retour de la campagne, la sœur de ces deux enfants est à son tour prise de scarlatine ; le médecin finit par en trouver l'origine en constatant que l'enfant se sert journellement depuis son retour d'un petit fichu qui seul n'a pas été, par oubli, désinfecté et qu'on ne croyait plus dangereux vu le temps écoulé depuis la maladie.

Je pourrais citer encore un cas absolument analogue à celui-ci, qui a causé la mort, par diphtérie, d'une jeune femme.

Contamination par les objets divers à l'usage du malade. — Les livres, les jouets sont des agents de contamination et d'autant plus dangereux qu'on les déplace plus facilement, ils le sont même dans bien des cas alors qu'ils n'ont servi aux malades que pendant la période de convalescence ; voici un exemple de contamination du croup par le jouet d'un enfant qui était bien guéri, mais qui conservait encore le microbe spécial de la maladie dans la gorge lorsqu'il s'en servit : un enfant de 4 ans joue avec la trompette d'un autre enfant convalescent de diphtérie, mais en apparence complètement guéri, il est atteint de la maladie et meurt.

Les lettres peuvent aussi causer la contagion, le fait suivant le démontre : une jeune femme reçoit d'une de ses amies une lettre par laquelle elle lui annonce qu'elle est convalescente de scarlatine et que sa peau tombe tant et si bien qu'elle va faire complètement peau neuve ; l'amie, hélas ! avait envoyé en même temps la scarlatine ; la jeune femme qui avait reçu la lettre est prise quelques jours après et meurt.

Un chien ou un animal quelconque laissé à portée d'un contagieux peut transporter la maladie, témoin ce chien qui, ayant séjourné dans la chambre et même parfois sur le lit d'un malade et n'ayant pas été désinfecté, alors que tout le reste de l'appartement et du mobilier l'avait été avec soin, transporte la maladie et la communique à un membre de la famille.

Rappelons enfin qu'il ne faut jamais compter absolument sur le temps pour assurer la désinfection, car, ainsi qu'il a été dit, les germes microbiens (spores), plus encore que les microbes eux-mêmes, résistent très longtemps à son action et peuvent, à un moment donné, germer et se multiplier, ayant rencontré alors des conditions favorables, et faire éclater une maladie qui peut devenir brusquement une épidémie meurtrière.

Contagion indirecte a distance par l'air, l'eau, la terre, les aliments.

La *contagion par l'air* se produit surtout dans les maladies dont les germes se répandent facilement, telles les fièvres éruptives qu'on observe le plus souvent dans le jeune âge (rougeole, coqueluche, scarlatine, etc.). Des cas qui ne laissent aucun doute sur la réalité de la contagion par l'air ont été observés lors de certaines épidémies de grippe, notamment sur des bâtiments en cours de traversée. Les microbes desséchés voltigent en grand nombre avec les poussières diverses et sont transportés parfois à de grandes distances. Le soleil les détruit après un temps relativement court, mais, à l'abri du soleil et d'une lumière vive, ils vivent pendant très longtemps.

La *contagion par l'eau* se produit surtout pour la fièvre typhoïde, le choléra, la dysenterie ; elle a une importance d'autant plus considérable qu'elle occasionne le plus grand nombre des cas de ces diverses maladies et qu'elle est plus facile à éviter en prenant les précautions indiquées pour *l'épuration de l'eau* (Voir p. 28).

En parlant de l'influence générale de l'eau sur la

santé publique, nous avons montré que c'est surtout en diminuant les cas de fièvre typhoïde qu'elle a fait diminuer la mortalité lorsqu'elle a été distribuée pure de germes morbides, nous avons fait la même démonstration en ce qui concerne le choléra quand nous avons rapporté (p. 39) ce qui s'est passé dans la garnison de Hué au cours d'une épidémie. Nous pourrions multiplier ces exemples à l'infini, mais nous n'ajouterons aux précédents que celui-ci, parce qu'il témoigne en même temps des dangers de l'eau souillée et de l'importance de la pureté de l'eau en matière de préservation de la fièvre typhoïde et des dangers pour tout un pays d'une fosse d'aisances mal faite ou mal entretenue.

Pendant les mois d'août et de septembre 1886, 24 personnes de Paris ou de Versailles viennent habiter à Pierrefonds trois maisons contiguës. Sur ces 24 personnes, 20 ont, à des degrés divers, la fièvre typhoïde, 4 en meurent et 6 sont très gravement malades. Il est reconnu alors que ces maisons sont alimentées par des puits voisins de fosses d'aisances non étanches, dont les infiltrations pénètrent facilement jusqu'à eux, surtout après les grandes pluies, et qu'auparavant, dans une de ces mêmes maisons, avaient éclaté des cas assez nombreux de fièvre typhoïde. Enfin, il est constaté (par MM. Chantemesse et Widal) que l'eau de ces puits qui a servi d'eau de boisson à ces personnes contient le microbe de la fièvre typhoïde.

La *contagion par la terre* a lieu surtout pour le tétanos, mais aussi pour une série d'autres maladies microbiennes, pour la fièvre typhoïde, le choléra, la dysenterie, parce qu'elle est souillée par l'eau et qu'à sa surface comme dans ses couches superficielles elle est le lieu de rendez-vous et le grand réceptacle de tous les microbes.

L'infection par la terre est manifeste dans certaines contrées pour la fièvre palustre (fièvre intermittente ou fièvre des marais) et en tous lieux pour les maladies ci-dessus, si on déverse sur le sol ou dans le sol les déjections des malades sans prendre la précaution indispensable de les désinfecter.

La *contagion par les aliments* se montre dans deux ordres de maladies, celles dont le microbe vit dans l'eau ou dans la terre servant à la culture des légumes et fruits, celles dont le microbe se trouve dans les liquides animaux servant d'aliment (lait).

En temps de choléra, des faits nombreux de contagion par les légumes et les fruits poussant sur le sol ou près du sol infecté par le microbe cholérique entraîné par l'eau ou porté avec déjections des malades, ont été observés, surtout lorsque ces fruits et légumes ont été mangés crus ou non pelés. En temps d'épidémie cholérique, les légumes et fruits doivent donc d'une manière générale, être mangés cuits.

Le lait a été plusieurs fois reconnu l'agent de contagion de la tuberculose, de la fièvre typhoïde, de la scarlatine, nous l'avons déjà montré.

Les microbes résistant aux basses températures, la *glace* peut causer et cause souvent la contagion : il ne faut ni l'ignorer ni l'oublier ; aussi ne faut-il faire de la glace destinée à la consommation qu'avec de l'eau absolument pure. L'exemple suivant montrera l'importance de cette règle qui doit être absolue :

Un jour de la Sainte-Barbe, à Rennes, tous les artilleurs, soldats et officiers font, selon l'usage, une petite fête. Quinze jours après, trois lieutenants tombent malades atteints de la fièvre typhoïde ; deux d'entre eux meurent. Aucun des officiers d'un autre grade (les officiers d'un même grade mangent ensemble), aucun des hommes n'est atteint. On cherche la cause de cette épidémie si exactement localisée et si subite, et on constate que seuls les officiers ayant bu du champagne frappé dans une carafe garnie de glace faite avec de l'eau impure et souillée, sont tombés malades.

La contagion étant connue dans ses causes et ses moyens de propagation, voyons par où elle s'opère dans l'organisme.

CHAPITRE X

Par quelles voies pénètrent les germes morbides ?

Les germes morbides, microbes ou spores, qui nous entourent de toutes parts, pénètrent dans l'organisme par des voies accidentelles ou par les voies naturelles dont les fonctions sont altérées, par la peau, les muqueuses du nez, de la gorge, des bronches, de la bouche, de l'estomac, de l'intestin, des paupières, des yeux, de l'appareil génito-urinaire.

Un certain nombre venus du dehors habitent en nous et restent inoffensifs tant que nous sommes en bonne condition de résistance, c'est-à-dire en bonne santé, mais nous envahissent et nous terrassent dès que nous sommes les moins forts ; d'autres venant aussi du dehors nous envahissent brusquement.

La contagion par la peau et la contagion par le tube digestif sont les plus fréquentes et les plus importantes.

La *contagion par la peau* se produit le plus généralement par une érosion, une piqûre ou une plaie, parfois aussi par macération, frottement prolongé ou toute autre cause altérant l'imperméabilité de l'épiderme. Les panaris, les phlegmons, les anthrax, les lymphangites, les érysipèles ont toujours pour point de départ une inoculation microbienne par une plaie, parfois à peine visible. — Ces maladies peuvent toutes être évitées par des lavages antiseptiques faits à temps lorsque l'érosion, la piqûre ou la plaie est faite, et mieux encore par des lavages antiseptiques réguliers et systématiquement pratiqués comme soins de toilette, et, occasionnellement, par un lavage antiseptique de la plaie pratiqué aussitôt que celle-ci est constatée.

C'est par inoculation dans la peau que les mouches, les punaises, les puces, les moustiques agissent souvent comme agents de transmission de maladies, infectieuses spécialement.

Contagion par le tube digestif et l'appareil respiratoire. — La muqueuse digestive est le réceptacle des microbes apportés par les aliments, par l'eau tout spécialement, tels ceux de la fièvre typhoïde, du choléra, de la dysenterie et parfois de la tuberculose.

Quelques microbes vivant dans le sol et dans l'eau, mis en activité par les travaux exécutés sur le sol, se mêlent à l'air et sont transportés par lui dans l'organisme qu'ils envahissent par l'*appareil respiratoire*, tel le microbe de la fièvre palustre (fièvre intermittente ou fièvre des marais). Le nez et la muqueuse de l'appareil respiratoire sont du reste les portes d'entrée des microbes transportés par l'air, comme l'appareil digestif, depuis la bouche jusqu'au gros intestin, est la porte d'entrée des germes transportés par les aliments, comme la peau est la porte d'entrée de ceux qui sont transportés par les corps qui ont pu la blesser et par l'air ambiant.

Les fosses nasales, les gencives, la bouche en général, et l'arrière-gorge en particulier, retiennent en quantité des microbes, qui à la première occasion, blessure, trouble fonctionnel par refroidissement, par surmenage ou autrement, traversent la muqueuse et pénètrent dans l'organisme où ils provoquent la maladie ; tels les microbes de la pneumonie, de l'influenza, de la tuberculose et bien d'autres.

Une fois entrés dans l'organisme par une des portes que nous venons de mentionner, ces microbes, bien que répandus partout, se manifestent tantôt sur un organe ou sur un appareil, tantôt sur l'ensemble de l'organisme : la scarlatine, la rougeole, la variole sur la peau ; la coqueluche, la grippe sur les poumons ; les oreillons sur les glandes parotides ; la fièvre typhoïde, la dysenterie, le choléra sur l'intestin ; la syphilis sur l'organisme tout entier en même temps que sur certains points spécialement.

CHAPITRE XI

Par quels moyens s'oppose-t-on à la propagation des maladies contagieuses ? — Mesures sanitaires et précautions individuelles.

> « *En hygiène publique l'intérêt général et l'intérêt particulier sont solidaires.* »

Les mesures sanitaires générales et les précautions individuelles sont nécessaires pour éviter les maladies transmissibles et empêcher leur propagation ; c'est ce qui nous fait dire qu'en hygiène publique l'intérêt général et l'intérêt particulier sont solidaires. Si, en effet, les mesures sanitaires générales empêchent les maladies de naître ou de pénétrer dans le pays, les épidémies de se déclarer ou de franchir les frontières pour nous arriver des pays étrangers, l'isolement des malades, l'antisepsie au cours de la maladie, la désinfection après la maladie empêchent les unes et les autres de se propager ; et, de même qu'il est plus facile et plus utile de garder des malfaiteurs dans une prison que de leur courir après et de les empêcher de nuire s'ils se sont évadés, de même il est plus facile et plus utile de se rendre maître des germes morbides en les confinant près d'un malade isolé et de les empêcher de nuire en les détruisant sur place qu'en les poursuivant un peu partout après les avoir laissés se disséminer.

MESURES SANITAIRES.

Ce qui a trait à l'*hygiène publique* concerne l'État, les départements et les communes.

Ce qui a trait à l'*hygiène privée* concerne le malade et son entourage.

Organisation et mesures sanitaires. — Pour sauvegarder la santé publique, nous avons en France : les services de l'Assistance et de l'hygiène publiques avec leur direction spéciale au ministère de l'Intérieur, le Comité consultatif d'hygiène à Paris et les conseils d'hygiène et de salubrité dans les départements, les commissions des logements insalubres, la loi du 30 novembre 1892 rendant obligatoire la déclaration des maladies contagieuses, et spécialement, en ce qui concerne l'armée et la marine, la direction du service de santé au ministère de la Guerre et le corps de santé militaire, le corps de santé de la marine et le corps de santé des colonies ; en ce qui concerne les épidémies pouvant nous venir du dehors, des mesures d'ordre international appliquées aux frontières et le service de santé des ports ; en ce qui concerne les enfants du premier âge, la loi de protection dite loi Roussel ; en ce qui concerne les écoles, une série d'arrêtés émanant des ministères de l'Intérieur et de l'Instruction publique ; en ce qui concerne les établissements industriels, des lois et des arrêtés limitant le travail des femmes et des enfants et soumettant à certaines obligations les industries dangereuses.

Les mesures sanitaires générales ont pour objet :
1° de fournir à l'homme de l'eau et de l'air purs et
en quantité suffisante, de veiller à la salubrité des
aliments, d'éloigner des centres habités les immondices et les déchets divers ; 2° de créer des moyens
d'isolement et de désinfection pour éviter la dissémination des germes morbides et des maladies qu'ils
entraînent, d'arrêter aux frontières les maladies ou
épidémies signalées à l'étranger.

Avantages des mesures sanitaires. — Ces mesures,
destinées à la protection des collectivités, ne peuvent
être prises et appliquées que par l'Administration,
mais celle-ci ne peut rien sans le concours des particuliers. En France, au nom de la liberté individuelle, on a trop souvent refusé de se soumettre aux
nécessités de la salubrité publique, tandis que dans
la plupart des pays, en Angleterre notamment, chacun admet avec raison que l'intérêt général doit,
en pareille matière, primer l'intérêt particulier
immédiat.

Il est difficilement admissible, en effet, qu'alors
que la loi oblige d'une manière générale « celui qui
a causé un dommage par son fait, par sa négligence
ou par son imprudence à le réparer » (art. 1382
et 1383), qu'il n'en soit pas ainsi pour ce qui concerne
les maladies contagieuses ; il y a, toutefois, un ache-

minement vers cette solution par la loi qui oblige à déclarer les cas de maladies contagieuses. Le public admet, en général, très bien et tend même de plus en plus à exiger que les pouvoirs publics assainissent les villes, fournissent aux populations des eaux de source, établissent des égouts, entretiennent la propreté des rues, mais il n'admet guère que ces améliorations entraînent pour lui une dépense ou une gêne, et il ne fait rien pour les faciliter ; il faut pourtant qu'il soit bien convaincu *que tout progrès en hygiène est un gain sur la mort* et que *toute dépense servant à l'amélioration de l'hygiène publique est une économie.*

L'Angleterre, la Belgique, l'Allemagne, les États-Unis, la Hollande qui se sont particulièrement préoccupés de l'hygiène publique depuis quelques années et notamment de l'assainissement des villes et de la préservation des maladies contagieuses, en fournissent des preuves très instructives.

En Angleterre, jusqu'en 1875, la mortalité était de 22 p. 1000 environ ; depuis 1875, époque où de grands travaux d'hygiène ont été entrepris, la mortalité est tombée à 20,5 p. 1000 en 1880, à 19,5 p. 1000 en 1885, à 17,9 p. 1000 en 1889.

Le total des existences sauvées ainsi de 1881 à 1889 a été de 858,591.

A Londres, en particulier, où l'hygiène était déplorable il y a un siècle, la mortalité atteignait 50 p. 1000, elle est progressivement tombée depuis à 19 p. 1000, et la durée moyenne de la vie de ses habitants s'est accrue de 8 ans.

A Bruxelles, ville de 180,000 habitants, de très importantes améliorations hygiéniques ont été réalisées depuis 25 ans ; grâce à elles la mortalité qui était à cette époque de 31 p. 1000 est tombée à 22,9 p. 1000 et les *maladies contagieuses* qui causent à Paris 25 décès pour 10,000 habitants, n'en causent plus à Bruxelles que 17.

En Allemagne, même résultat, particulièrement en ce qui concerne la fièvre typhoïde et la tuberculose. Dans un grand nombre de villes d'Allemagne et d'Autriche, la mortalité a diminué en 10 ans de 20,30 et 40 p. 1000 de ce qu'elle était avant l'exécution des travaux d'assainissement et l'adoption générale des mesures de préservation individuelle. Partout on a constaté que les heureux effets de l'assainissement ont été d'autant plus accusés que les règles de la préservation individuelle et familiale ont été mieux observées.

En France nous sommes en retard, il faut le reconnaître, et d'après le calcul de M. H. Monod, nous pourrions facilement sauver 130,000 existences par an. Il faut toutefois reconnaître que la situation s'améliore de jour en jour, et notamment qu'à

Paris, la mortalité, qui était de 25,37 p. 1000 en 1880, n'était plus que de 21 p. 1000 en 1893 et de 20,3 p. 1000 en 1894.

Ces chiffres suffisent à prouver la vérité de la première assertion : « Tout progrès en hygiène est un gain sur la mort ». Pour justifier la seconde : « Toute dépense servant à l'amélioration de l'hygiène publique est une économie », il suffit de rappeler que la valeur d'un individu adulte, calculée d'après ce qu'il a coûté et ce qu'il pourrait produire est en moyenne de 3,500 à 3,750 francs. D'après ces chiffres, d'une exactitude reconnue, l'Angleterre a fait, de 1880 à 1889, une économie de 3 milliards 200 millions environ, et la France pourrait faire une économie annuelle de 500 millions environ en prenant toutes les mesures de défense pour la vie de ses enfants, et nous ne tenons pas compte dans cette évaluation des invalidités permanentes et des journées d'incapacité de travail causées par des maladies évitables qui se terminent par la guérison.

A tous ces points de vue, les bienfaits des mesures propres à empêcher l'éclosion et la propagation des maladies transmissibles, isolement, antisepsie, désinfection, sont indéniables.

(Par isolement, on entend l'éloignement ou tout au moins la séparation de l'individu malade et des individus sains ou malades qui l'entourent.

MESURES SANITAIRES.

Par antisepsie, on entend l'ensemble des moyens aboutissant à l'éloignement ou à la destruction des microbes, de leurs spores et de leurs produits de

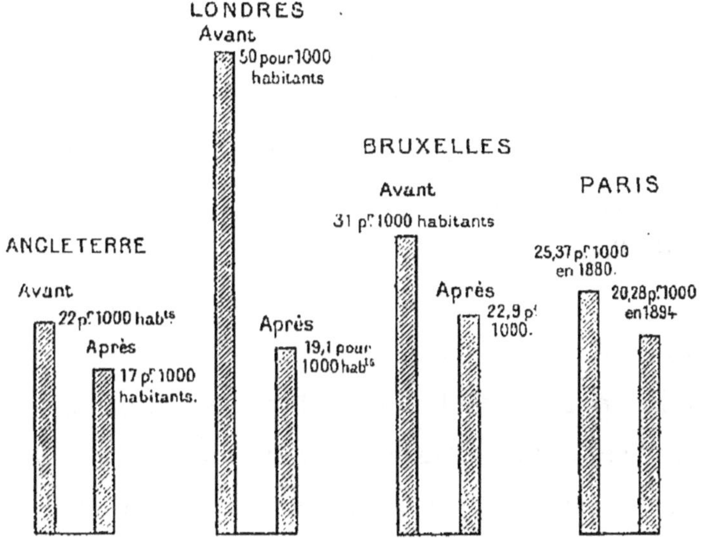

Fig. 5. — Tracés montrant la diminution de la mortalité consécutive à l'adoption et à l'exécution des mesures sanitaires dans divers pays.

sécrétion ou virus, c'est-à-dire empêchant ou détruisant l'infection.

Par désinfection, on entend plus spécialement le résultat de l'antisepsie appliquée à l'individu ou aux objets (habitation, mobilier, etc.) déjà infectés. Les deux mots sont, malgré ces différences légères d'acception, souvent employés l'un pour l'autre.

PRÉCAUTIONS INDIVIDUELLES.

Précautions individuelles. — Isolement. — Antisepsie. — Désinfection.

Isolement. — L'isolement est un des meilleurs moyens d'empêcher la propagation des maladies contagieuses. Mais comme il ne peut être absolu et qu'il laisse après lui les locaux et objets contaminés, il n'a d'efficacité absolue qu'associé à l'antisepsie pendant la maladie et à la désinfection après la maladie.

Voilà, par exemple, un enfant qui contracte la diphtérie et qui est soigné dans sa famille, composée du père, de la mère et de quatre enfants : il en meurt ; les autres enfants, éloignés pendant quinze jours dans une autre partie du logement, ne contractent pas la maladie, mais dix mois après un des enfants vient coucher dans la chambre de celui qui a succombé ; il contracte la maladie et meurt. Un an après un troisième enfant est pris dans les mêmes conditions. L'isolement, dans ce cas, avait bien empêché la propagation immédiate, mais l'absence de désinfection avait laissé vivre dans le mobilier les germes de la maladie.

L'isolement est surtout praticable dans les hôpitaux et là il rend les plus sérieux services aux malades et à la population ; il est possible et relativement

facile dans une maison particulière formant hôtel ;
il est possible mais difficile dans la plupart des
appartements et dans les hôtels ; il est à peu près
impossible dans les habitations pauvres. Il est
néanmoins toujours utile de le pratiquer aussi exactement qu'il est possible, mais il faut toujours lui
associer l'antisepsie et la désinfection.

Bienfaits de l'antisepsie. — L'antisepsie, qui a
produit les merveilleux résultats que nous avons
déjà mentionnés en ce qui concerne les blessures et
les maladies chirurgicales, a fait aussi ses preuves
dans les maladies infectieuses et contagieuses, quand
elle a été strictement appliquée ; c'est ainsi, par
exemple, que dans tel hôpital où, comme cela existe
malheureusement encore dans plusieurs, l'isolement
ne peut pas être pratiqué, des malades en grand
nombre, atteints les uns de diphtérie, les autres de
fièvre typhoïde, n'ont pas entraîné, grâce à elle, un
seul cas de contagion. Mais pour obtenir de semblables résultats il faut que l'antisepsie soit parfaite
et pour ainsi dire militairement exécutée ; la moindre
faute peut la rendre vaine et cette faute peut être
commise par le malade et par son entourage ; c'est
même en grande partie à cela qu'il faut attribuer
les insuccès de l'antisepsie en médecine.

L'isolement doit donc venir en aide à l'antisepsie
comme l'antisepsie à l'isolement.

PRÉCAUTIONS INDIVIDUELLES.

Exemples : En 1877 un médecin donne ses soins à une famille composée de la mère et quatre enfants ; les précautions antiseptiques étaient alors inconnues : un cas de fièvre typhoïde éclate, toute la famille est prise successivement. Dans la même ville, le même médecin soigne, en 1894, une famille composée du père, de la mère et de deux enfants et deux domestiques ; une jeune fille revient de Paris atteinte de fièvre typhoïde ; toutes les précautions sont prises, personne dans la famille n'en est atteint et il ne s'en montre aucun cas dans la localité.

Dans une famille comprenant l'importance de l'isolement et de l'antisepsie, un médecin constate cinq cas de rougeole survenus presque simultanément ; les mesures d'isolement et d'antisepsie sont immédiatement prises et observées rigoureusement, aucun nouveau cas n'éclate dans l'entourage ni dans le pays. Quelques années après, le même médecin observe un cas de rougeole dans une famille qui se refuse à prendre les mesures d'isolement et d'antisepsie prescrites ; ce cas devient le point de départ d'une grave épidémie.

Bienfaits de la désinfection seule ou combinée à l'antisepsie. — On a déjà vu les dangers de la non-désinfection à propos du choléra, de la diphtérie, de la fièvre typhoïde et d'autres maladies transmissibles ; quelques citations suffiront à montrer les bienfaits de

la désinfection, surtout si elle est associée à l'antisepsie au cours de la maladie.

Au Havre, de 1880 à 1884, on notait 621 décès par
diphtérie ; de 1884 à 1889, la désinfection étant pratiquée régulièrement aussi souvent que possible, on
note 333 décès seulement. Lors de l'épidémie cholérique de 1892, les mesures de désinfection rigoureusement appliquée empêchent manifestement
l'extension de la maladie dans la ville et dans les
environs. Partout où elle est rigoureusement appliquée on arrive aux mêmes résultats.

Une école enfantine est le foyer d'une épidémie
presque continue de scarlatine, le médecin obtient
sa fermeture et sa désinfection complète ; depuis
lors pas un cas de scarlatine ne s'y montre.

A la Nouvelle-Orléans, la fièvre jaune causait, de
1865 à 1867, 8,456 décès ; de 1868 à 1878, 5,084 décès ;
dans une période égale, au cours de laquelle la désinfection est pratiquée, 27 décès seulement par fièvre
jaune sont constatés.

Tels sont les résultats ; mais il ne suffit pas de les
signaler en bloc, il faut dire et répéter que pour être
efficace, la désinfection doit s'étendre à tout, au
médecin, aux instruments, aux gardes, à l'habitation,
aux objets divers à l'usage des malades aussi bien
qu'au malade lui-même ; les faits de transmission
rapportés plus haut en témoignent.

CHAPITRE XII

*Pratique de l'isolement, de l'antisepsie et de la désin-
fection au cours de la maladie.*

On entend par isolement d'un malade sa mise à
l'écart des autres personnes bien portantes ou
malades.

Isolement. — L'isolement s'applique à l'individu, à
un groupe d'individus, parfois même à toute une
région contaminée. Pour pratiquer l'isolement dans
les hôpitaux, on a créé des salles spéciales de contagieux et des pavillons spéciaux ; on a aussi créé
des hôpitaux spéciaux, mais ces établissements sont
encore trop peu nombreux en France ; ils le sont
beaucoup plus à l'étranger, en Angleterre notamment
où l'on voit de simples communes rurales avoir leur
hôpital d'isolement pour les contagieux. Il est à
souhaiter qu'en France ils se multiplient et se per-
fectionnent.

La population n'a rien à craindre du voisinage de
ces hôpitaux dès qu'elle en est séparée par un espace
de 25 à 30 mètres (des expériences très précises
ont été faites à ce sujet par MM. Brouardel et
L. Colin), mais à la condition que le personnel de
l'hôpital s'isole aussi, ne secoue pas au dehors les
objets de vêtements et de literie et que, comme les

malades guéris, il ne sorte qu'après désinfection complète. Le transport doit toujours être fait dans des *voitures spéciales*, désinfectées chaque fois qu'elles ont transporté un malade atteint de maladie contagieuse.

Tant qu'il n'y aura pas en France des hôpitaux ou pavillons d'isolement et que, comme aujourd'hui, un grand nombre de personnes refuseront de se laisser transporter à l'hôpital (bien que, dans beaucoup de cas nécessitant des pratiques régulières d'antisepsie et des soins délicats, et pour cela un personnel et un matériel spéciaux, la mortalité à l'hôpital soit inférieure à la mortalité dans la famille, tels les accouchements, les grandes opérations), le point le plus important sera l'isolement dans la amille (1).

L'isolement dans la famille. — En règle générale, il faut, pour pratiquer l'isolement dans la famille : 1° que cet isolement porte sur le malade, sur ceux qui le soignent et sur tous les objets ayant été au contact ou à proximité du malade et tout particulière-

(1) Dans les grandes villes, un terme moyen commence à être admis sans difficulté pour les maladies nécessitant une opération chirurgicale, c'est le transport d'un malade à opérer dans une maison de santé. Il n'en est pas encore ainsi pour les maladies contagieuses, et cela devrait être. Il devrait se créer des maisons de santé pour cet objet, car souvent même une famille qui se déciderait à cette séparation ne sait où envoyer son malade.

ment sur les objets souillés par ses déjections ; 2° que l'isolement soit secondé par l'emploi régulier des antiseptiques ; 3° qu'il soit commencé dès que la maladie contagieuse est soupçonnée et qu'il soit continué jusqu'à la fin de la convalescence.

Les diverses précautions à prendre pour le pratiquer suivant que le malade est soigné dans un appartement, un hôtel, une chambre unique, sont indiquées plus loin.

CHAPITRE XIII

L'antisepsie et les antiseptiques.

> *« Si, en matière de transmission des maladies, on peut dire : « le microbe, « voilà l'ennemi », on peut dire aussi : « l'antisepsie, l'isolement, la désin- « fection, voilà le remède. »*

L'*antisepsie* est une méthode de traitement qui tend à empêcher le malade et le blessé ainsi que leur entourage d'être envahis par les microbes aussi bien qu'à détruire ces microbes, avant ou après leur implantation dans l'organisme.

Elle a pour agents l'isolement et les antiseptiques.

Nous avons déjà dit un mot de l'isolement, en général nous n'en parlerons plus qu'au point de vue de sa pratique, mais comme le plus grand nombre ignore ce que sont les antiseptiques et quels sont les antiseptiques à employer, nous citerons ici les plus usuels parmi les meilleurs et dirons comment et à quoi ils sont employés.

On appelle *antiseptiques* des substances chimiques qui se comportent comme de véritables poisons à l'égard des microbes, qui tuent les microbes. Certains sont particulièrement employés en chirurgie pour les pansements (acide phénique, sublimé, acide borique), d'autres comme moyen hygiénique par la médecine et la chirurgie pour la désinfection (sublimé, sulfate de cuivre, chlorure de chaux, soufre, formol). Nous parlerons plus particulièrement de ceux-ci et de leur mode d'emploi.

D'une manière générale, nous dirons :

1º Que les antiseptiques agissent beaucoup plus activement à chaud qu'à froid ;

2º Que les antiseptiques associés agissent souvent mieux que les antiseptiques employés isolément, sans que leur action toxique soit augmentée en proportion ;

3º Que la plupart des antiseptiques sont plus ou moins toxiques ;

4º Que les germes morbides, microbes et spores, sont beaucoup plus résistants à l'action des antiseptiques quand ils sont secs que quand ils sont humides.

Aussi est-il recommandé, d'une manière générale :

1º D'élever la température des objets à désinfecter et des agents de désinfection ;

2° De mélanger dans certains cas ou d'associer entre eux divers antiseptiques ;

3° De ne jamais renfermer les solutions antiseptiques dans des bouteilles à vin ou à liqueur, pour éviter des méprises dangereuses, mais bien dans des vases dans lesquels on n'a pas instinctivement l'idée de trouver quelque chose à boire et de garnir ces vases d'une étiquette très apparente portant les mots : Poison. *Solution antiseptique ;*

4° D'humecter par des liquides ou des vapeurs les surfaces à désinfecter.

Mode d'emploi des antiseptiques chimiques.

Les antiseptiques sont employés à l'état liquide, en solution, ou à l'état gazeux ; nous ne ferons ici mention que des plus importants.

Le *sublimé* (sublimé corrosif, bichlorure de mercure) est le plus puissant des désinfectants, mais il est en même temps un poison. Il attaque les métaux. Il est employé en solutions. Les solutions doivent, pour ces motifs, être colorées (avec du carmin bleu d'indigo) pour éviter une erreur qui pourrait porter à les boire et les vases dans lesquels elles sont contenues doivent être en faïence, porcelaine, tôle émaillée ou bois et porter une étiquette avec ces mots écrits en gros caractères : Poison. *Solution antiseptique (sublimé).* — La solution employée est à 1 p. 1000, soit :

sublimé, 1 gramme ; sel marin, 2 grammes ; eau pure (eau de source ou eau bouillie), 1 litre.

Cette solution suffit à tous les usages. Elle est employée surtout pour la désinfection des appartements, parois, sol, etc., des meubles, du linge, des cuvettes et vases divers ; elle est aussi employée pour le lavage des mains après savonnage et, en un mot, pour toutes les opérations de désinfection. Son prix est de 10 francs le kilogramme, soit 0 fr. 10 environ de sublimé (pour 10 litres de solution).

Sulfate de cuivre. — Le sulfate de cuivre ou couperose bleue est un poison violent pour les microbes. Étant employé fréquemment en agriculture (pour le blé, pour la vigne), il se trouve partout et coûte très bon marché : 0,50 le kilogramme environ.

C'est un excellent antiseptique, mais qui, tachant ou altérant les étoffes et les papiers de tenture, doit être réservé à la désinfection des vases, des planchers des matières fécales, des déjections diverses, des fosses d'aisances.

On l'emploie généralement en solution à la dose de 5 p. 100, soit 50 grammes pour un litre d'eau, qu'on emploie spécialement pour garnir les vases de nuit, les crachoirs, etc. (1).

Les solutions de sulfate de cuivre devant être

(1) On peut, pour éviter l'infection des fosses d'aisances dans les cas de choléra, dysenterie, fièvre typhoïde, porter la so-

employées en assez grande quantité, on les prépare par 10 litres plutôt que par litre.

Pour éviter toute erreur ou accident, les cruches et vases qui les contiennent portent une grande étiquette avec ces mots : POISON. *Solution antiseptique (sulfate de cuivre)*.

L'Administration laisse gratuitement à Paris, chez les particuliers, en temps d'épidémie, des paquets de 750 grammes (1 livre 1/2) de sulfate de cuivre pulvérisé pour faire 15 litres de solution.

Acide phénique et ses composés. — L'acide phénique ou phénol est un caustique et un toxique qu'il faut manier avec plus de précautions qu'on ne le fait généralement, il est spécialement dangereux pour les enfants.

Très employé comme moyen de pansement, il l'est moins comme agent de désinfection dans la maison, surtout en raison de son odeur.

On l'emploie en solution à 5 p. 100 (soit 50 gr pour 1 litre) pour la désinfection des habitations, parois et sol, ainsi que pour la désinfection des meubles, linges et vêtements ; comme le sublimé, il se prête à l'ensemble des opérations de désinfection.

Il se mélange difficilement à l'eau, c'est là un de ses inconvénients ; la solution ne doit pas contenir

lution à verser sur les matières avant de les jeter dans la fosse, à 100 grammes p. 1000 au lieu de 50 grammes.

des gouttelettes d'aspect huileux, ce sont des gouttelettes d'acide presque pur qui sont caustiques et dangereuses. Pour éviter toute méprise, les solutions seront colorées au carmin bleu d'indigo et les vases les contenant porteront une grande étiquette avec ces mots : POISON. *Solution antiseptique (acide phénique).*

Crésyl. — Au lieu de l'acide phénique on emploie souvent, notamment dans l'armée, une composition phéniquée appelée crésyl, qui a l'avantage de se mélanger facilement à l'eau. On l'emploie à la dose de 5 p. 100 (soit 50 gr. pour 1 litre). Elle a l'avantage d'être désodorisante en même temps que désinfectante et, pour ce motif, elle présente sur l'acide phénique un avantage réel pour la désinfection dans la maison.

Lait de chaux. — Le lait de chaux est un bon désinfectant, facile à préparer et à employer. Il faut seulement avoir soin de le préparer comme il suit et de l'employer aussitôt après sa préparation : on éteint 2 kilogrammes de chaux vive avec une petite quantité d'eau (1 litre au plus) qu'on verse dessus doucement. Il se forme ainsi une poudre qu'on dilue dans 10 litres d'eau en agitant.

Cette poudre peut être conservée pendant quelques jours (5 à 6 jours) dans un endroit bien sec pour l'employer ensuite dès qu'elle aura été diluée.

Le lait de chaux ainsi préparé peut au besoin

remplacer les autres désinfectants pour les matières fécales et les immondices, mais il faut toujours l'employer en assez forte proportion, par moitié environ. Quand on s'en sert pour la désinfection des murs, on emploie 2 kilogrammes de poudre délayée dans 5 litres d'eau fraîche, auxquels on ajoute 5 litres d'une dissolution, préparée à l'avance, faite avec 250 grammes (1/2 livre) de colle qu'on a fait dissoudre dans 5 litres d'eau bouillante et laissé refroidir.

Eau de Javel. — L'eau de Javel, qui est d'un usage courant, peut être employée comme désinfectant. C'est un mélange de sel de cuisine et d'hyper-chlorate de soude dissous dans l'eau, qui dégage du chlore. Elle peut être employée utilement pour la désinfection du sol et des parois des habitations et pour la désinfection et le lavage du linge. Pour le lavage du sol et des parois on l'emploie étendue de 5 fois son volume d'eau ; pour celui du linge, étendue de 10 à 15 fois son volume. L'eau de Javel dite « *eau de Javel concentrée* » est étendue de 30 fois son volume d'eau.

Chlorure de chaux. — Le chlorure de chaux est antiseptique par le chlore qu'il dégage, mais ce gaz, s'il a l'avantage d'être antiseptique et désodorisant en même temps, a l'inconvénient d'être irritant et dangereux pour les voies respiratoires. Il ne doit pour ce motif être employé qu'à l'air libre ou dans des locaux largement ventilés ou peu habités : abattoirs, urinoirs et latrines publiques, fosses d'aisances, dépôts d'immondices, égouts, éviers, caniveaux et conduits divers destinés aux eaux ménagères.

Il s'emploie en solution composée de chlorure de chaux 1/2 kilogramme (1 livre). Eau pure, 6 litres.

Acide borique. — L'acide borique est très peu irritant et à peu près inoffensif, mais il est aussi peu actif, aussi n'est-il pas employé pour la désinfection. Il convient cependant pour les lotions à pratiquer chez les enfants et chez les personnes à la peau très délicate, à la fin de la convalescence des fièvres éruptives et dans un certain nombre de cas de maladies des muqueuses, du nez et des yeux en particulier. On l'emploie en solution saturée qu'on prépare en mettant 3 à 4 grammes environ d'acide borique dans 100 grammes d'eau chaude (30 à 40 gr. pour 1 litre). Il ne se dissout pas dans l'eau froide, mais sa solution peut être employée tiède ou froide.

De cette première catégorie d'antiseptiques, les quatre à retenir particulièrement comme les antiseptiques de choix sont : le *sublimé*, l'*acide phénique*, le *lait de chaux* et l'*eau de Javel;* chacun doit en connaître l'action et le maniement.

A côté de ces antiseptiques employés à l'état liquide il y a des *antiseptiques gazeux* qu'on emploie particulièrement pour certains objets ou pour l'ensemble d'une pièce avec l'espoir de voir le gaz pénétrant partout, n'oubliant rien, aller détruire, où qu'ils soient, sur les murs ou dans le mobilier, les germes morbides. Malheureusement il n'en est pas qui, jusqu'à présent, ait justifié la vogue dont il a joui ou les promesses qu'il a données lors des premiers essais.

Aussi, comme il est toujours possible d'employer un des antiseptiques de choix énumérés ci-dessus, vaut-il mieux recourir jusqu'à nouvel ordre à l'un d'eux plutôt qu'à l'un de ceux dont il va être parlé.

Acide sulfureux. — L'acide sulfureux qui se dégage du soufre quand on le fait brûler, a été longtemps employé avec grande confiance, mais il a été maintes fois reconnu insuffisant par les expérimentateurs et souvent absolument inefficace, notamment pour arrêter une épidémie de scarlatine ou de rougeole. Il paraît aujourd'hui avéré qu'il ne peut détruire les germes morbides et surtout leurs spores et que, dès lors, il ne saurait être employé que comme un moyen d'attente, un moyen provisoire. Aussi, comme il exige dans son emploi des précautions minutieuses et demandant un temps assez long, vaut-il mieux recourir d'emblée à la désinfection par les lavages antiseptiques déjà décrits.

Pour l'employer avec quelques chances de succès, il faut faire brûler 50 grammes de soufre concassé par mètre cube d'espace. Irritant et sentant mauvais, il ne peut être employé qu'après la maladie.

Formol (aldéhyde formique). Le formol ou aldéhyde formique est un désinfectant énergique qui pourra peut-être un jour réaliser la désinfection par les gaz encore vainement poursuivie, mais il ne paraît pouvoir être employé comme tel que grâce à des appareils spéciaux que de longtemps on ne trouvera pas partout. C'est ainsi qu'il est depuis quelque temps employé à Paris et dans quelques grandes villes (1).

(1) Plusieurs appareils portatifs et peu coûteux (brûleurs à plateaux garnis de grosse toile d'amiante et autres) ont donné lieu tout récemment à des essais qui ont paru démontrer la destruction des bacilles tuberculeux et diphtéritiques et des microbes de la suppuration par la vaporisation du formol. L'un d'eux brûle un liquide dit Holzine, composé de solution d'aldéhyde formique, 60 p. 100, dans alcool méthylique (esprit-de-bois) 40, avec une petite quantité de menthol (2 p. 100 environ). Le prix serait de 10 fr. le kilo environ et la quantité nécessaire serait de 3 centimètres cubes pour 1 mètre cube d'espace à désinfecter, soit 30 centimètres cubes ou 30 grammes environ pour 10 mètres cubes d'espace, soit deux cuillerées à bouche environ (une cuillerée à bouche contenant de 15 à 20 grammes).

La vaporisation est obtenue par la combustion d'un charbon à combustion lente, analogue, à ce point de vue, au charbon des chaufferettes, mais ne dégageant pas, est-il dit, d'oxyde de carbone.

La durée de l'opération serait de 3 heures. Si ces résultats étaient confirmés dans la pratique, il y aurait là un mode d'emploi facile et applicable en tous lieux de la désinfection par les gaz. L'avenir prononcera. Jusqu'à présent toutefois, il est bon de le répéter, le formol n'est qu'un désinfectant de surface et n'a pas encore donné la preuve qu'il puisse être considéré comme le désinfectant idéal qu'il peut être un jour.

L'ANTISEPSIE PENDANT LA MALADIE.

Il est vendu dans le commerce sous forme d'un liquide incolore, doué d'une odeur vive, âcre et piquante qui pénètre les étoffes et notamment les objets de literie dans lesquels elle se maintient pendant longtemps. Il durcit le cuir et il n'est pas certain qu'il ne détériore pas certaines étoffes. Il est dangereux à respirer.

La solution livrée au commerce contient 40 p. 100 de formol ; elle coûte 12 francs et plus le kilogramme (le litre). Étendue de 2 fois son poids d'eau et additionnée de sel de cuisine, elle sert à imbiber des linges qu'on suspend dans la pièce et qui y dégagent des vapeurs de formol.

Étendue de 10 fois son volume d'eau, elle est parfois employée dans la désinfection par lavage du mobilier hospitalier.

Mesures à prendre dans un appartement ou dans un hôtel particulier.

Supposons un malade dans un appartement assez vaste ou un hôtel particulier.

Dès qu'une maladie contagieuse est soupçonnée par l'entourage, il faut faire appeler le médecin et commencer, même avant son arrivée, l'isolement du malade, qui sera maintenu ou non suivant que le médecin aura reconnu ou non l'existence de la maladie soupçonnée, et prendre d'emblée toutes les précautions antiseptiques indiquées plus haut. Pour pratiquer l'isolement, il faut, en principe, faire choix pour le malade d'une chambre isolée ou retirée et indépendante des autres pièces, sauf, toutefois, d'un cabinet de toilette ou d'une pièce, antichambre ou autre, pouvant en tenir lieu. La chambre doit être suffisamment spacieuse, d'aération facile et munie d'une cheminée.

Tout ce qui est inutile et peut être enlevé avant même que le malade y ait pénétré : tentures, rideaux, tapis, meubles capitonnés, parce qu'ils deviendraient des réceptacles de microbes ; les tableaux et objets d'art, parce qu'ils pourraient plus tard être détériorés lors de la désinfection qu'ils devraient subir. Toutefois, s'il est des tentures et des objets, garnitures de glaces en étoffe ou autres de déplacement difficile, qu'on ne puisse ou ne veuille enlever, il faut les envelopper très exactement avec de la lustrine ou une étoffe de fil ou de coton lisse et bien tendue qu'on pourra éponger de temps à autre avec la solution antiseptique et qui protégera les étoffes ou objets placés au-dessous. On fera de même pour les tapis cloués qu'on ne pourrait ou ne voudrait enlever.

Comme mobilier, la chambre du malade ne doit en principe contenir que les objets suivants :

L'ANTISEPSIE PENDANT LA MALADIE.

Le lit, qui sera de préférence un lit en fer, sans rideaux, placé en position de lit de milieu ;

Une table ordinaire en fer ou en bois, qu'on puisse laver ;

Un guéridon servant de table de nuit ;

Une ou deux chaises cannées ou recouvertes de molesquine ;

Un grand vase ou seau en bois, en porcelaine, faïence ou tôle émaillée et une cuvette ;

Un fauteuil en molesquine ou en cuir, et au besoin, un lit recouvert d'un drap dans la journée, pour la garde-malade, peuvent être joints au mobilier indispensable. On peut aussi égayer un peu la pièce, dans laquelle le malade va être obligé de rester pendant longtemps dans l'isolement, en y mettant quelques objets sans valeur, qu'on brûlera après, quelques gravures à bon marché par exemple.

Le cabinet de toilette doit contenir tous les objets de toilette et de nettoyage nécessaires, mais rien que ceux-là.

Il doit être d'abord nettoyé de fond en comble, toutes les tablettes, tous les tiroirs étant vidés de leur contenu qui est porté ailleurs et toutes les tentures qu'il peut contenir étant enlevées, puis il est garni :

D'un pot à eau et de deux cuvettes ;

De deux brocs et de deux seaux et d'un grand

récipient quelconque, le tout en porcelaine, faïence métal émaillé ou bois ;

D'une à deux grosses brosses à mains communes, en bois et crin, d'un cure-ongles et d'un savon ;

D'une brosse à tête, d'un peigne, d'un flacon d'eau de Cologne ou d'alcool.

Sur une table ou tablette spéciale, des serviettes de toilette et du linge de rechange pour le malade et pour son lit, le tout recouvert d'un linge ;

Suspendus à des crochets, des vêtements de toile, de fil ou de coton, sarraux ou grandes blouses et tabliers ;

Deux bonnets simples ou des foulards.

Avec cela, des chaussures de chambre, et, pour le nettoyage, un balai, une brosse, des éponges, des morceaux d'étoffe pour garnir le balai.

Le pot à eau et l'un des brocs contiendront de l'eau. Deux autres récipients seront garnis de l'une des solutions antiseptiques indiquées dans le cours de cet article.

Dans les deux seaux ou baquets destinés à recevoir les eaux de lavage et les linges enlevés au malade, il sera mis une petite quantité d'une des solutions antiseptiques. Sur tous les vases contenant de la solution antiseptique, on collera une grande étiquette (deux au besoin) sur laquelle seront écrits en gros caractères ces mots : POISON, et au-dessous le nom de l'antiseptique, sublimé, sulfate de cuivre ou autre.

La grosse brosse à ongles ainsi que le cure-ongles sont particulièrement utiles parce qu'il se loge constamment sous les ongles des poussières qui, dans le cas de maladies contagieuses, peuvent en transporter le germe.

Le peigne et la brosse doivent être fréquemment trempés dans une solution antiseptique.

Les vêtements, sarraux ou blouses et tabliers sont destinés à remplacer ou à recouvrir les vêtements de dessus des personnes qui approchent le malade, afin qu'en sortant de sa chambre elles n'emportent pas sur leurs propres vêtements les germes de la maladie qui peuvent voltiger avec les poussières dans l'air de la chambre.

Les bonnets simples et foulards sont destinés à protéger les cheveux des femmes comme le sarrau protège leurs vêtements.

Le balai, la brosse et les éponges doivent rester à l'usage exclusif de la chambre du malade et du cabinet ; ils n'en doivent pas sortir. Le balai sera de préférence un balai de crin, mais quel qu'il soit, il est bon qu'il soit recouvert, au moment de son emploi, d'un linge ou d'une étoffe imbibée de solution antiseptique pour ne pas faire voltiger les poussières.

Après chaque nettoyage, balai, brosses et éponges

doivent être trempés dans la solution antiseptique. Tout linge et tout objet en général ayant été apportés dans la chambre du malade et même dans le cabinet de toilette seulement, n'en doivent plus sortir sans avoir été désinfectés.

En même temps qu'on installe le cabinet de toilette, il faut songer aussi à la nécessité de désinfecter les latrines au cours de la maladie et placer dans les cabinets une cruche ou un broc dans lesquels on maintiendra constamment de la solution antiseptique forte (du sulfate de cuivre de préférence) dont on arrosera largement les matières avant de les jeter dans la fosse et, aussitôt après, la cuvette et les tuyaux.

C'est aux personnes qui soignent le malade à veiller avec une scrupuleuse attention à l'application de ces mesures indispensables pour éviter sûrement la contagion. C'est, en effet, de ces précautions que dépend la propagation ou la non-propagation de la maladie. C'est autour du malade, dans sa chambre, qu'il faut la confiner, l'emprisonner, l'étouffer.

Les personnes entourant le malade pouvant être directement contaminées et risquant de porter au dehors la contagion, doivent prendre, dans l'intérêt de tous aussi bien que dans leur intérêt propre, toutes les précautions individuelles nécessaires. Si elles les prennent, elles peuvent sans danger pour elles-mêmes soigner le malade et sans inconvénient pour les autres sortir de la chambre et du cabinet pour aller respirer l'air du dehors pendant une à deux heures par jour, ce qui est indispensable au point de vue de l'hygiène si la maladie est de quelque durée.

En arrivant dans la maison ou l'appartement du malade, la garde-malade laisse dans l'antichambre ou ailleurs les vêtements qui lui sont inutiles pendant sa garde, puis elle passe dans le cabinet de toilette contigu à la chambre, et se conforme dès lors aux instructions résumées dans le tableau ci-dessous, qu'elle aura soin de copier en caractères gros et lisibles et d'afficher en un point du cabinet de toilette où il soit en évidence.

INSTRUCTIONS ET CONSIGNE POUR LES GARDES-MALADES

Avant d'entrer dans la chambre du malade.

1° Revêtir le sarrau ou la grande blouse recouvrant tous les vêtements et allant jusqu'aux pieds. A défaut de sarrau, le remplacer par une grande chemise fermée aux poignets et au cou et un grand tablier. Fermer les vêtements aux poignets et au cou;

2° Ramener les cheveux sous le bonnet ou le foulard pour les femmes, et, s'il y a lieu, sous une calotte pour les hommes;

3° Mettre les chaussures de chambre ;

4° Se laver et brosser les mains et les ongles au savon

d'abord, puis à la solution antiseptique (sulfate de cuivre ou sublimé)[1], puis enfin à l'eau de Cologne ou à l'alcool.

En sortant de la chambre du malade.

1° Se laver et brosser les mains au savon et à la solution antiseptique ;

2° Remplacer les chaussures de chambre par les chaussures ordinaires, après les avoir lavées avec de la solution antiseptique ;

3° Enlever le bonnet ou foulard ;

4° Enlever le sarrau ou la blouse ;

5° Se laver la figure (pour les hommes se laver spécialement la barbe et passer sur les cheveux la brosse trempée dans le sublimé) et les mains au savon et au sublimé, en ayant soin de se bien brosser les ongles.

6° Plonger de nouveau les mains dans la solution antiseptique.

Les essuyer avec un linge propre et les sécher avec l'eau de Cologne ou l'alcool.

Visites. — En principe, un malade atteint d'une maladie contagieuse ne doit pas recevoir de visites, mais en réalité il est le plus souvent impossible d'obtenir qu'il en soit ainsi. Il faut donc savoir quelles obligations il faut imposer aux visiteurs. Le médecin, d'ailleurs, qui, lui, doit voir tous les jours le malade, s'y soumet et donne l'exemple.

Les instructions concernant les visiteurs doivent être affichées à côté de celles concernant les gardes-malades.

(1) Voir leur composition p. 78 et suivantes.

L'ANTISEPSIE PENDANT LA MALADIE.

INSTRUCTIONS POUR LES VISITEURS

Avant d'entrer dans la chambre :

1° Quitter les vêtements de dessus, pardessus, fourrures, manteaux, chapeaux, gants, etc., avant d'entrer dans le cabinet de toilette;

2° Revêtir le sarrau ou la longue blouse (au besoin même la chemise de nuit et le tablier) et le foulard ou bonnet.

Au cours de la visite :

Rester à une certaine distance du malade ; ne toucher ni lui, ni son lit, ni aucun objet à son usage.

En sortant de la chambre :

1° Enlever le sarrau ou le vêtement en tenant lieu et le bonnet ou foulard ;

2° Passer la brosse imbibée d'antiseptique sur les cheveux et l'éponge, imbibée de même, sur les chaussures ;

3° Se laver la figure et les mains au savon et à la solution antiseptique, puis à l'eau de Cologne ou à l'alcool.

Le germe d'un grand nombre de maladies pénétrant par la bouche, le nez et la gorge, il faut pour les éviter et en empêcher leur propagation pratiquer soigneusement l'*antisepsie de ces organes*, il est bon que les gardes ne l'oublient pas et le disent aux visiteurs.

L'ANTISEPSIE PENDANT LA MALADIE.

Mesures d'isolement et d'antisepsie a prendre dans un hôtel.

On peut pratiquer l'isolement dans un hôtel comme dans une habitation particulière; il faut seulement que le malade ait une chambre avec grand cabinet de toilette ou deux chambres communiquant et qu'une personne soit exclusivement chargée de son service. La chambre doit être dans un angle ou dans un point écarté. Sa porte doit être fermée; on ne doit pouvoir y entrer ou en sortir que par la pièce servant de cabinet de toilette, qui est en même temps le cabinet de désinfection. Toutefois, comme il est plus à craindre dans un hôtel que dans une maison particulière que les prescriptions ne soient pas scrupuleusement exécutées, le mieux est, s'il est possible, de transporter le malade dans une maison de santé ou un hôpital, suivant le cas, et de faire désinfecter complètement les chambres, le mobilier et le personnel qui ont été à son service.

Mesures a prendre en ville ou a la campagne dans une famille pauvre.

En ville ou à la campagne, dans une famille pauvre, petitement logée, n'ayant parfois qu'une pièce, il faut, dans les cas de maladie contagieuse, envoyer le malade à l'hôpital toutes les fois que cela est possible et faire désinfecter ; mais, dans les villages, il n'y a généralement pas d'hôpital ; il faut, dès lors, puisqu'on ne peut faire d'isolement proprement dit, faire quand même un isolement relatif, dans une certaine mesure efficace. Il faut d'abord et autant que possible éloigner les enfants, les placer ailleurs, cela se peut généralement, puis prendre les dispositions suivantes :

Placer le lit dans le point de la pièce le plus en dehors des allées et venues qu'on ne peut empêcher, et pour rappeler à chacun qu'il ne faut pas s'approcher du malade, entourer le lit à une certaine distance d'une corde sur laquelle on peut suspendre, notamment du côté d'un second lit, s'il y en a un second dans la pièce, un drap qu'on imbibera de temps à autre d'une solution antiseptique. Placer à l'intérieur de cet espace réservé, près du lit, *mais pas à portée du malade*, un seau et une cuvette contenant de la solution antiseptique.

Une seule personne de la famille doit, autant que possible, rester avec le malade et lui donner ses soins afin de diminuer les chances de contagion et d'augmenter celles de voir observer les prescriptions hygiéniques faites. S'il s'agit d'une maladie qu'on ne contracte pas deux fois, du moins en général, et si une des personnes de la famille l'a eue déjà, c'est elle qu'on désignera de préférence pour soigner le malade (rougeole, scarlatine, variole, fièvre typhoïde). Cette personne se vêtira, pour approcher du malade, d'un vêtement de fil ou de coton (pas de laine) et quittera ce vêtement après avoir donné ses soins au malade et le laissera dans l'espace réservé ; chaque fois qu'elle en sortira, elle plongera ses mains dans la cuvette garnie de la solution antiseptique. Tous les jours, deux fois par jour plutôt qu'une, le plancher sera lavé aux alentours du lit avec de la solution forte. Les aliments seront autant que possible cuits et consommés hors de la chambre ; ils ne devront pas, dans tous les cas, y être conservés sans être enfermés et bien couverts et placés aussi loin que possible du malade. Personne ne devra prendre son repas sans s'être soigneusement lavé les mains. Il ne sera fait aucun balayage à sec ; le balai sera toujours enveloppé d'un linge trempé dans la solution antiseptique forte. Pour le reste des prescriptions, on se conformera aux règles établies pour toute personne soignant un malade atteint de maladie transmissible, en n'importe quel lieu.

INSTRUCTIONS POUR LES PERSONNES QUI SOIGNENT LES MALADES AU COURS D'UNE MALADIE TRANSMISSIBLE.

Il n'est question, ici, que des devoirs de la garde-malade soignant un malade atteint de maladie

7

transmissible contagieuse ou infectieuse, contagieuse spécialement. Ils ont trait aux soins du malade, de son linge et de sa chambre et à ses soins personnels.

Soins du malade. — Les soins à donner au malade en tant que contagieux ou infectieux, et en dehors des prescriptions spéciales du médecin, consistent surtout dans des soins minutieux de propreté antiseptique, lotions fréquentes avec des solutions antiseptiques, du visage, des mains, de la barbe, au réveil, avant et après les repas ; lavage de l'anus et du siège après chaque selle. Ces lavages sont faits de préférence avec de l'ouate hydrophile imbibée d'une des solutions antiseptiques (solution d'acide borique spécialement) et, à défaut d'ouate, avec des linges ou bien des éponges qui sont soigneusement nettoyées après chaque lavage et conservées dans un vase garni de solution antiseptique.

Soins du linge et des objets à l'usage du malade. — *En règle générale*, le malade doit être maintenu constamment dans un état parfait de propreté antiseptique, son linge doit être changé souvent (1), et toutes les fois qu'on le change il faut que celui qui

---

(1) En prévision de ces changements, il faudra se rappeler qu'il doit toujours y avoir dans la réserve de linge destiné au malade (linge déposé dans le cabinet de toilette) tout ce qui est nécessaire et que toute pièce de linge qui en a fait partie ne doit rentrer à la lingerie ou dans l'armoire au linge qu'après avoir été désinfectée, même si elle n'a pas servi.

vient d'être retiré soit plongé dans une solution antiseptique et qu'il soit maintenu humecté par cette solution jusqu'à ce qu'il soit désinfecté ; de cette manière les microbes ou les déchets qui les renferment en grand nombre, débris d'épiderme, crachats, sueurs, ne risquent pas de vicier l'air et les objets. Pour cela, dès qu'ils sont retirés, ils doivent être plongés dans une des solutions antiseptiques indiquées et y être maintenus pendant deux à trois heures, puis ils sont transportés au dehors dans un sac également imbibé de cette solution (1).

S'il s'agit de linge ayant été directement souillé par les évacuations du malade, selles, vomissements, crachats, il faudra le tremper et le laisser macérer dans la solution antiseptique.

S'il est à présumer que le malade souillera plus particulièrement telle ou telle partie de son linge, il faudra prendre des précautions spéciales ; ainsi, pour un malade qui devra souiller par ses expectorations ou par des mucosités venant du nez, son coussin, son oreiller, la partie des draps qui avoisine la figure, on recouvrira ces parties du couchage avec

(1) S'ils sont emportés dans le sac humide aussitôt après avoir été retirés et plongés dans le liquide antiseptique, ils ne sont pas dangereux pour l'entourage tant que le sac sera humide, mais ils le seraient pour celui qui les manipulera après, si, avant de les laver, on ne les soumettait pas de nouveau à la désinfection.

des serviettes qu'on fixera par des épingles de nourrice ; s'il s'agit d'un malade pouvant aller sous lui, on placera sous son siège un drap d'alèze (1).

Les mouchoirs doivent être changés fréquemment; on a proposé, et la mesure aurait du bon dans certains cas, de substituer aux mouchoirs de toile, de fil ou de coton, de petits mouchoirs en papier, souple et résistant à la fois, qui seraient brûlés aussitôt après usage.

Dans certains cas, il est bon que les serviettes comme les mouchoirs ne soient mis en service qu'après avoir été plongés dans une solution antiseptique faible et bien séchés.

Aucune pièce de linge ayant touché le malade ne doit être séchée dans la chambre ; les serviettes et mouchoirs propres, au contraire, peuvent, après avoir été plongés dans la solution antiseptique, être suspendus dans la chambre pour y être séchés, parce que si un linge ayant servi au malade ne peut que répandre des germes d'infection, du linge propre, imbibé d'antiseptique, ne peut que répandre des éléments de désinfection et remplacer dans une certaine mesure les vaporisations antiseptiques qui sont souvent pratiquées par d'autres moyens.

(1) Un drap d'alèze est un vieux drap propre, plié en plusieurs doubles, qu'on glisse sous le siège du malade et qu'on enlève dès qu'il est souillé, sans avoir pour cela à défaire le lit.

L'ANTISEPSIE PENDANT LA MALADIE.

Pendant tout le cours de la maladie, le linge provenant du malade, même ayant subi la désinfection immédiate, ne doit jamais, par précaution, être lavé directement à l'eau pure et mélangé au linge des personnes saines ; il pourrait directement ou par l'eau de rinçage transmettre la maladie. Il doit toujours être, avant la mise au lavage, trempé et maintenu pendant une heure environ dans une des solutions antiseptiques fortes indiquées.

Crachoirs. — Les malades ne doivent jamais cracher sur le parquet, dans un mouchoir ni même dans les cendres du foyer ; tous ces objets ainsi souillés peuvent constituer des moyens de propagation de la maladie. L'usage du crachoir est donc indispensable.

Le crachoir doit être de désinfection facile et toujours garni de solution antiseptique forte, à moins qu'on ne fasse usage de petits crachoirs en carton qu'on brûle aussitôt après s'en être servi. Les crachoirs en verre ou porcelaine doivent être désinfectés tous les jours en les lavant à l'eau bouillante, et, en cas de diphtérie (croup), en les laissant pendant une heure tous les jours dans de l'eau bouillante à laquelle on ajoute 15 grammes de carbonate de soude (cristaux) par litre.

Vases de nuit. — Les vases de nuit doivent être tenus constamment dans un état de parfaite propreté.

les urines et les selles ne doivent pas y séjourner.
Ils doivent toujours être, comme les crachoirs,
garnis de solution antiseptique.

Dès qu'ils ont servi, les matières fécales sont largement arrosées de solution antiseptique et transportées par la garde (ayant pris toutes les précautions de sortie recommandées) dans les latrines qui
sont aussitôt lavées par la garde elle-même en pro-
jetant dans la cuvette un litre au moins de la solution
antiseptique forte contenue dans la cruche ou le
broc laissés en permanence dans les cabinets. S'il
s'agit des urines, elles sont provisoirement vidées
dans un des seaux du cabinet de toilette contenant
de la solution antiseptique et de la solution antiseptique est remise dans le vase.

Soin de la chambre. — La chambre doit être toujours très proprement tenue ; tous les jours, et
plusieurs fois par jour s'il est possible, elle doit être
largement aérée, de préférence au moment où
le soleil peut y pénétrer, en protégeant, s'il y a
lieu, le malade contre l'accès direct de l'air extérieur,
à l'aide d'un paravent ou d'un drap, et toujours
maintenue à la température convenable.

Elle sera balayée deux fois par jour à l'aide d'un
balai recouvert d'un linge imbibé de solution antiseptique ou après qu'il aura été répandu sur le sol
ou plancher de la sciure de bois humectée avec de

la solution antiseptique ou bien encore de l'herbe verte, afin d'éviter le soulèvement de poussières. Les balayures sont ensuite brûlées ou jetées dans de la solution antiseptique.

Une fois par jour au moins, les meubles seront essuyés à l'aide d'un linge légèrement imbibé de la même solution ; une à deux fois par semaine, la totalité de la chambre sera désinfectée en humectant avec une éponge ou un linge les murs et les meubles.

Il ne doit y avoir dans la chambre aucune provision de bouche, pas même du lait ou des boissons, à moins qu'elles ne soient bien bouchées et que le bouchon ne soit recouvert d'un cornet de papier renversé le débordant largement.

Soins personnels de la garde. — Les soins personnels de la garde, ayant pour but de la préserver contre la contagion et d'empêcher qu'elle ne transporte au dehors les germes morbides, consistent dans les précautions déjà indiquées : vêtement spécial (sarrau, bonnet, chaussures de chambre), lavage immédiat des mains et du visage et, s'il y a lieu, de certaines parties du vêtement, dans le cas d'éclaboussure par des parcelles provenant des expectorations, éternuements ou vomissements, du pus, ou du sang, ou des déjections du malade.

La garde-malade ne doit jamais prendre ses repas

dans la chambre du malade. Elle doit, autant que possible, sortir pendant une heure environ tous les jours et se promener (en se conformant chaque fois, bien entendu, lors des sorties, aux prescriptions portées dans les instructions spéciales).

L'antisepsie de la bouche, de la gorge et du nez, nécessaire pour tous, en temps d'épidémies spécialement, l'est particulièrement pour les gardes-malades et pour les malades.

Un grand nombre de germes de maladies sont transportés par l'air et nous envahissent par les voies respiratoires ; un grand nombre de microbes pénètrent en nous avec les aliments ; beaucoup restent dans la bouche, dans l'arrière-gorge et dans le nez, prêts à devenir nuisibles à la première occasion, refroidissement, surmenage, indisposition quelconque. Les bacilles de la diphtérie, ceux de la pneumonie, de la tuberculose, de l'érysipèle et des suppurations s'y trouvent souvent ; il faut donc, pour éviter que ces maladies ne se produisent soit d'emblée, soit comme complications d'autres maladies, que la bouche, l'arrière-gorge, le nez soient fréquemment désinfectés, surtout au cours d'une maladie et en temps d'épidémie.

Pour cela, il faut qu'au moins deux fois par jour, au lever et au coucher, ces parties du corps soient soigneusement lavées avec les solutions antiseptiques. Pour le nez, la solution d'acide borique à 3 p. 100 employée chaude est suffisante, du moins en général, dans le rhume de cerveau notamment, pour l'empêcher d'arriver à suppuration ; mais, dans ce cas, il faut l'employer toutes les deux heures ou toutes les trois heures. Pour la bouche et la gorge, il faut employer des désinfectants plus actifs, en évitant toutefois ceux qui ont un trop mauvais goût ou qui sont dangereux, toxiques. Se basant sur ce fait (établi par M. Bouchard) que la puissance des antiseptiques peut être augmentée sans qu'ils deviennent plus toxiques quand on les mélange dans certaines proportions, M. de Christmas a donné la formule de plusieurs de ces mélanges antiseptiques propres à la désinfection de la bouche. Les plus commodes à employer sont ceux qui sont composés d'acide phénique, acide salicylique et acide citrique, fondus ensemble et mélangés avec des essences d'eucalyptus et menthe ou d'acide phénique, acide borique, thymol et essences. Un de ces mélanges, généralement connu sous le nom de phénosalyl, est couramment employé à la dose d'une cuillerée à café pour un litre d'eau pour le lavage antiseptique de la bouche, de l'arrière-gorge et du nez. Les essences ne peuvent être employées seules pour cet usage, parce que, pour avoir une activité suffisante comme antiseptiques, elles devraient être peu étendues d'eau et elles ne peuvent être ainsi appliquées sur les muqueuses sans danger de brûlure.

Autant que possible, il est bon de se laver la bouche, non seulement au lever et au coucher, mais encore après chaque repas.

Convalescence. — La maladie étant terminée, le danger de contagion n'a pas encore disparu ; des exemples frappants en ont été donnés, nous n'y ajouterons que ceux-ci : Une jeune fille atteinte de fièvre typhoïde et soignée à Paris est envoyée dans un petit village des Vosges pour y *achever* sa convalescence déjà très avancée, car elle paraissait absolument bien portante à son arrivée ; quelques jours après, alors qu'il n'y avait pas un cas de fièvre typhoïde dans tout le pays, sa famille entière est prise ; un de ses frères et une de ses sœurs succombent; leur médecin, le Dr Lardier, constate que les matières fécales, non désinfectées, sont jetées sur un fumier, au voisinage du puits dont l'eau sert à l'alimentation de la maison.

Une autre fois, c'est la famille entière du chef de gare d'une petite station qui est prise de fièvre typhoïde après le passage d'un convalescent militaire qui s'est arrêté là quelques instants pour aller aux cabinets.

Quelques maladies même, la scarlatine, par exemple, sont spécialement contagieuses au cours de la convalescence, pendant laquelle les débris d'épiderme se détachent en grande quantité.

Il faut donc prendre, pendant cette période, les mêmes précautions que pendant la maladie. Toutefois, comme on n'est pas sûr que des imprudences ne seront pas commises par le malade qui a quitté le lit ou par l'entourage, il est bon de prendre des précautions spéciales variant avec la maladie; ainsi, dans la convalescence de la fièvre typhoïde, de la dysenterie, du choléra, de veiller surtout à ce que le malade n'aille pas aux latrines communes et que ses selles soient désinfectées avant d'y être jetées ; dans la convalescence des fièvres éruptives, de voir que les débris d'épiderme et les crachats, les mucosités du nez ne puissent se répandre et pour cela enduire le corps tout entier d'un corps gras antiseptique, de vaseline boriquée par exemple ; d'imposer l'usage du crachoir, de mouchoirs rendus antiseptiques, souvent renouvelés et plongés dès qu'ils sont retirés au malade dans la solution antiseptique.

Pour les maladies les plus fréquentes, la période pendant laquelle, après cessation de la maladie (c'est-à-dire depuis le début de la convalescence), le malade émet encore des germes morbides et peut, par conséquent, transmettre la maladie, peut être évaluée ainsi :

DÉSINFECTION APRÈS LA MALADIE.

Fièvre typhoïde................		
Scarlatine.......................	} 6 semaines.	
Diphtérie		
Variole..........................		
Oreillons........................	3	—
Choléra............. .... 2 à	3	—
Rougeole...........	2	—

Après cette période, le malade est généralement baigné ou bien lavé avec de l'eau additionnée d'acide borique (40 grammes pour 1 litre) ou de sublimé (1 gramme pour 2 à 3 litres), ou fortement lavé au savon sur tout le corps, puis revêtu de vêtements propres n'ayant pas été exposés à la contagion, et seulement alors il peut reprendre, sans danger pour autrui, la vie commune.

CHAPITRE XIV

Désinfection après la maladie. — Ses agents. — Ses moyens. — Sa pratique.

Le malade guéri, la désinfection complète de l'appartement ou des pièces occupées et de leur mobilier doit être pratiquée, *sans que rien soit oublié*, avant que personne y pénètre, autre que la garde-malade et les désinfecteurs, bien entendu.

Autant aura valu l'isolement, autant vaudra la désinfection, car il faut qu'elle porte sur tout ce qui a pu être souillé directement ou indirectement par le malade.

DÉSINFECTION APRÈS LA MALADIE.

Par désinfection on entend toute opération ayant pour but et pour effet de détruire les agents de contagion et d'infection, les microbes et leurs germes ou spores.

On le voit, il ne faut pas confondre, comme on le fait souvent, la désinfection avec la désodorisation et il faut savoir que si un simple lavage, si soigné soit-il, ne suffit pas toujours à l'obtenir, il y aide déjà puissamment par lui-même.

La désinfection s'obtient par deux sortes d'agents, des agents physiques et des agents chimiques.

Agents physiques de désinfection. — Chaleur. — La chaleur sèche tue difficilement les microbes et leurs spores : il faut, pour y arriver sûrement par son emploi, porter la température aux environs de 150 degrés, c'est-à-dire au point où le papier, le coton, le bois commencent à roussir, et maintenir cette température pendant quatre à cinq heures ; on ne peut donc l'appliquer en pratique courante à la désinfection.

La chaleur humide (eau bouillante, vapeur d'eau à 100 degrés) est beaucoup plus efficace que la chaleur sèche. Quelques microbes seulement résistent à l'ébullition un peu prolongée. On peut donc se contenter, au besoin, de faire bouillir, pendant une demi-heure au moins, les objets à désinfecter, mais il est certainement préférable d'obtenir une température plus élevée qui tue sûrement tous les microbes. On obtient ce résultat soit en chauffant de l'eau dans un vase aussi bien fermé que possible (sans toutefois qu'il le soit absolument, car on risquerait une explosion), soit en ajoutant à l'eau une certaine quantité de sel de cuisine ou de cristaux de soude (5 grammes environ de cristaux de soude et sans inconvénient 10 grammes de sel de cuisine par litre d'eau environ, suivant les objets à désinfecter).

Pour pratiquer la désinfection par la chaleur humide, on a construit des étuves spéciales dont sont pourvus un grand nombre de villes et d'hôpitaux, le service de santé de l'armée, certaines administrations. Ces étuves désinfectent par la vapeur d'eau sous pression, portée à la température de 110 à 115 degrés. Elles détruisent rapidement tous les germes morbides (microbes et spores).

Elles servent à la désinfection de toute la literie, des tapis, rideaux, linge et divers vêtements.

Elles n'ont qu'un inconvénient, leur prix élevé, car elles doivent avoir d'assez grandes dimensions pour que les objets n'y soient pas pliés et repliés afin d'éviter qu'ils ne soient abîmés. De plus, elles doivent être desservies par un personnel bien dressé et consciencieux.

Il faut que jamais il n'y ait, sans désinfection préalable, contact entre le personnel apportant les objets à désinfecter et le personnel recevant et rapportant les objets désinfectés, qu'il n'y ait non plus aucun contact entre les objets à désinfecter et les objets désinfectés, que chacune de ces deux catégories d'objets soit transportée dans une voiture différente : A, voiture des objets à désinfecter; B, voiture des objets désinfectés.

Toute faute commise compromet absolument le succès de l'opération; aussi est-il à désirer qu'il y ait des étuves à désinfection dans les centres populeux, où le service peut être bien fait et où l'on pourrait envoyer dans des caisses métalliques spéciales les objets à désinfecter, plutôt que de voir installer de nombreuses étuves, qui seraient souvent insuffisantes et toujours mal desservies, dans un grand nombre de localités.

Agents chimiques de désinfection. — Les agents chimiques de désinfection sont les antiseptiques qui agissent comme de véritables poisons à l'égard des microbes, mais parmi ces antiseptiques un petit nombre seulement sont employés pour la désinfection après la maladie.

Nous ne parlerons ici que des plus importants par leur efficacité, la facilité de se les procurer et de les employer et leur prix peu élevé.

Pratique de la désinfection après la maladie. — Dans une ville où le service de la désinfection est organisé, ce service est informé par le médecin ou les intéressés ; une escouade de désinfecteurs (1 cocher et 2 désinfecteurs) se rend au domicile désigné avec une voiture spéciale (dans cette voiture, désinfectée elle-même après chaque transport, sont des toiles et des sacs pour envelopper les objets à enlever, un ou plusieurs pulvérisateurs, des solutions et des produits antiseptiques, des chiffons et les vêtements de travail des hommes).

Les désinfecteurs procèdent : 1° à l'enlèvement de tout le matériel à désinfecter à l'étuve, linge, literie, vêtements, qu'ils placent dans les enveloppes et sacs spéciaux et mettent dans la voiture ; 2° à la désinfection sur place des objets qui ne peuvent être emportés ou subir la désinfection par l'étuve.

En arrivant, ils revêtent leur costume de travail, puis, avec des *pulvérisateurs spéciaux*, ils projettent sur tous les murs, plafonds, planchers et objets divers, une solution finement pulvérisée de sublimé à 1 p. 1000.

Ils lavent le sol (parquet ou autre) avec la solution de sublimé, nettoient, s'il y a lieu, le tapis (qu'on aurait laissé pendant la maladie sous une toile protectrice qui, elle, est emportée pour être désinfectée à l'étuve) avec une brosse imbibée de la même solution.

Les fenêtres de la pièce sont alors ouvertes et le

feu est allumé, s'il y a lieu, pour activer l'aération. La pièce peut ainsi être réhabitée quelques heures après l'opération.

Les objets emportés et passés à l'étuve à vapeur sous pression sont rapportés dans des sacs et enveloppes en toile toujours désinfectés aussi et par une voiture et des hommes n'ayant eu aucun contact avec les objets contaminés.

Avant de passer les linges et étoffes à l'étuve, les taches de pus, de sang, de graisse, de vin, qui peuvent les souiller, sont imbibées avec une lessive de soude ou une solution froide d'un liquide antiseptique incolore.

Dans les localités où il n'y a pas de service de désinfection, on peut, soit désinfecter le tout sur place par les moyens suivants, soit désinfecter seulement les murs et les meubles et envoyer dans des toiles fortes et serrées ou mieux dans des caisses à parois pleines les vêtements, linges et étoffes à la station de désinfection la plus voisine.

Désinfection des objets mobiliers. — 1° Les *objets hors d'usage ou de nulle valeur*, paille, foin, chiffons, papiers, débris divers, sont brûlés soit dans le foyer même de la pièce, soit au dehors, en les arrosant au besoin avec un peu de pétrole ;

2° *Linges et vêtements de toile ou de coton.* — *a*) Les plonger dans une bassine ou un chaudron garni d'eau additionnée d'une forte poignée de sel de cuisine qu'on maintiendra en ébullition pendant une heure au moins ; *b*) au besoin les plonger et les laisser macérer ensuite pendant une heure dans une bassine garnie de solution antiseptique de crésyl ou d'acide phénique à 5 p. 100 ou de sublimé à 1 p. 1000, puis les laver et lessiver à la manière ordinaire ;

3° *Étoffes, vêtements, objets mobiliers en laine* (couvertures, tapis, vêtements). — Les plonger dans une des solutions antiseptiques ci-dessus (crésyl ou sublimé de préférence, l'acide phénique laissant trop d'odeur) et les y laisser macérer pendant trente-six à quarante-huit heures, puis les rincer largement et sécher, au soleil autant que possible.

Matelas. — Défaire les matelas, traiter l'enveloppe comme les autres linges de toile et de coton, asperger de liquide antiseptique la laine ou le crin animal, les diviser suffisamment et les traiter comme les vêtements de laine, mais ne les laisser dans la solution antiseptique que pendant cinq à six heures, les rincer : les sécher ensuite, au soleil autant que possible.

La *plume* peut être traitée comme la laine et le crin ; étant après cela bien séchée au four ou au soleil elle revient sensiblement à son état primitif. Le traitement par les vapeurs d'acide sulfureux qui se dégagent du soufre en combustion peut lui être appliqué, mais il ne donne pas toute sécurité et, de même que le traitement par le formol, il a l'inconvénient de laisser après lui dans les objets de literie une odeur désagréable très lente à disparaître.

Les *objets en cuir*, les *toiles cirées*, les *meubles* et *objets en bois* sont lavés fortement avec l'une des solutions antiseptiques indiquées.

Les *meubles capitonnés ou simplement en étoffe* sont lavés soigneusement sur tous les points, ou fortement aspergés plusieurs fois, à l'aide d'un pulvérisateur, avec la solution de sublimé à 1 p. 1000. Le lavage se fait avec un torchon ou linge quelconque humecté de solution antiseptique. Les capitons des meubles doivent être défaits pour que tous les points pouvant servir de refuge aux microbes soient bien désinfectés.

Les *voitures* et *wagons* qui ont pu servir au transport de contagieux sont désinfectés par les mêmes moyens. Les parois, les planches, les coussins sont lavés à l'aide de linge, éponges, pinceaux ou brosses, avec la solution antiseptique de sublimé. Les wagons à bestiaux et les fourgons à bagages sont généralement désinfectés avec la solution de crésyl.

En cas de décès. — Le cadavre doit être enveloppé d'un linceul imbibé de solution antiseptique, la face recouverte par un linge imbibé de la même solution, la bière garnie de sciure de bois imbibée de la même solution ou mélangée de chaux par moitié environ, ou placé sur du charbon de bois pulvérisé ou du tan.

Après l'inhumation, la bière doit être recouverte d'une couche de chaux vive. Dans certains cas même, il serait avantageux pour la santé publique que cercueil et cadavre fussent brûlés.

Désinfection des locaux. — Lavage antiseptique. — Pour désinfecter la *chambre du malade* et le cabinet de toilette de la garde et du malade, on aura recours aux moyens suivants :

On lavera minutieusement, sans oublier un point, si petit soit-il, avec l'une des solutions antiseptiques déjà indiquées et notamment avec une solution d'acide phénique ou de crésyl à 5 p. 100 (1/2 litre pour 10 litres d'eau) ou de sublimé à 1 p. 1000 (10 gr. pour 10 litres d'eau additionnée de 25 grammes de sel de cuisine).

Le lavage à l'éponge avec la solution de sublimé paraît le meilleur ; bien fait, il est applicable et suffisant dans tous les cas.

Bien que le sublimé soit toxique, il n'entraîne aucun danger pour les désinfecteurs, à la condition qu'ils se lavent soigneusement les mains, la barbe, le visage et la bouche après chaque désinfection. Il n'altère ni les enduits, ni les papiers de tenture, ni les enduits à la chaux avec ou sans colle. Il altérerait les dorures si on maintenait le contact pendant un certain temps; mais en essuyant celles-ci simplement avec un linge imbibé de la solution habituellement employée, on ne les altère pas. On peut toutefois, pendant la pulvérisation, les enduire d'un corps gras qu'on essuie ensuite soigneusement pour l'enlever et enlever avec lui les germes qu'il a englobés.

Pour ne pas abîmer les papiers de tenture et pour opérer une bonne désinfection, il faut humecter plusieurs fois tous les points sans en oublier un seul et toujours, avant de replonger l'éponge dans l'antiseptique, la bien rincer dans un baquet d'eau propre. Les parquets doivent être particulièrement désinfectés, en raison surtout des joints dans lesquels il faut faire pénétrer la solution antiseptique.

Dans les habitations dont les murs sont blanchis à la chaux, le mieux est, après avoir lavé au sublimé ou à l'acide phénique, de laisser sécher et de passer un lait de chaux préparé comme il est dit ci-dessus. A défaut de lotion au sublimé, on fait deux badigeonnages successifs au *lait de chaux fraîchement préparé*.

En règle générale, les lavages antiseptiques sont à préférer à tout autre moyen et peuvent être partout employés; mais si, pour une raison imprévue, on ne peut les pratiquer, il faut les remplacer par des *pulvérisations des liquides antiseptiques* usités pour les lavages. En ville, ces pulvérisations sont efficaces et sans inconvénients, parce qu'elles sont pratiquées avec des appareils spéciaux ; mais à la campagne, où on n'aurait à sa disposition que les appareils de pulvérisation servant au traitement de la vigne, elles ne seraient applicables que dans des maisons de ferme ou des habitations dans lesquelles il n'y aurait rien à abîmer. Ces appareils, en effet, crachent et donnent des jets inégaux, la plupart trop gros, de sorte qu'avec eux certains points sont inondés et d'autres restent secs.

Si toutefois on devait s'en servir, il faudrait les garnir de solution de sublimé et diriger le jet toujours de haut en bas en commençant par le plafond et le haut des murs et finissant par le bas, en insistant surtout sur les parties saillantes et rentrantes et sur les parties inférieures ; puis on désinfecterait le plancher par un lavage soigneusement et vigoureusement fait, en inondant spécialement les joints avec la solution antiseptique.

Il faut environ 1 litre 1/2 de solution de sublimé par mètre carré de surface à désinfecter par pulvérisation avec le pulvérisateur pour vignes.

Le sublimé attaquant ses parties métalliques, il ne faut pas y laisser séjourner la solution. Il faut laver à grande eau après usage.

Désinfection par les gaz et vapeurs antiseptiques. — La désinfection par les gaz ne donne pas une sécurité complète et durable, du moins avec les moyens employés jusqu'à ce jour. Elle nécessite des précautions minutieuses et demande autant de temps que les procédés précédents. Le jour où elle pourra donner toute sécurité, elle sera préférable à tout ce qu'on a fait jusqu'à présent, parce qu'on désinfectera en même temps la chambre et tout ce qu'elle contient. Mais il n'en est pas encore ainsi, il faut le dire pour ne pas créer des illusions dangereuses. On n'aura donc recours aux moyens qui vont être indiqués que si on ne peut désinfecter autrement.

Quel que soit l'agent employé, les dispositions suivantes doivent être prises pour procéder à la désinfection par les gaz et vapeurs antiseptiques :

1° La pièce est cubée (1) pour savoir quelle quantité d'agent antiseptique il faudra employer ;

2° Le lit est démonté, les matelas, oreillers et traversins sont ouverts et leur contenu est un peu étalé ; les tiroirs des meubles et les placards sont ouverts ;

3° Les effets à désinfecter sont disposés isolément

(1) Pour cuber une pièce, on mesure sa hauteur, sa largeur et sa longueur; on multiplie la largeur par la longueur, puis on multiplie le produit par la hauteur, et on trouve ainsi le nombre de mètres cubes que contient la pièce.

et non les uns sur les autres, sur le dos des chaises ou mieux sur des claies ou des cordes ;

4° On colle du papier sur les joints des fenêtres et des portes autres que la porte de sortie à ménager, et sur l'ouverture de la cheminée pour ne pas laisser d'issue aux gaz ;

5° On fait bouillir dans la pièce pendant 1/2 heure à 3/4 d'heure de l'eau contenue dans une large bassine placée sur un réchaud, pour élever un peu la température de la chambre et surtout la remplir de vapeur d'eau et humecter les germes qui deviennent ainsi plus sensibles à l'action des antiseptiques.

Puis, s'il s'agit de *désinfection par l'acide sulfureux* produit en faisant brûler du soufre (Voir page 84) :

1° On enduit de vaseline ou d'un corps gras propre quelconque les dorures, les cuivres et les parties métalliques diverses des meubles ;

2° On place du soufre concassé en très petits morceaux (à raison de 50 gr. par mètre cube d'espace à désinfecter) (1) dans des vases en terre ou en fer sans soudure et très largement évasés. On place ces vases, pour éviter tout danger d'incendie,

---

(1) Une pièce mesure 5 mètres de longueur, 4 de largeur et 3 de hauteur ; la longueur (5 mètres) multipliée par la largeur (4 mètres) donne 20 mètres qui, multipliés par la hauteur (3 mètres), donnent 60. Il y a 60 mètres cubes à désinfecter. Il faut 50 grammes de soufre pour un mètre cube ; il en faudra 60 fois 50, soit 3.000 gr. (3 kilos) pour désinfecter la pièce.

au milieu de baquets ou bassines de fer garnis d'une petite quantité d'eau (on dispose ainsi un ou plusieurs de ces appareils dans la pièce suivant la quantité de soufre à brûler).

On arrose le soufre avec un peu d'alcool ou on le couvre avec du coton imbibé d'alcool, on met le feu, et quand on voit le soufre bien enflammé on sort et on colle du papier extérieurement sur les joints de la porte de sortie (joints et trou de serrure). On laisse les choses ainsi pendant vingt-quatre heures, au moins.

Les vêtements de laine, les matelas surtout, conservent pendant longtemps l'odeur désagréable du soufre.

S'il s'agissait de *désinfection par le formol*, on aurait à prendre les mêmes précautions, sauf en ce qui concerne les parties métalliques du mobilier, le formol ne les altérant pas.

Sur un grand vase garni de sable, on placerait dans la pièce un fourneau à pétrole ou à charbon assez grand pour faire vaporiser la quantité de formol nécessaire à la désinfection et, ce fourneau allumé, un grand plat à gratin serait placé au-dessus, garni de la solution de formol ; on se retirerait alors, on collerait du papier sur la porte de sortie (joints et serrure) et, au bout de vingt-quatre heures, on ouvrirait et aérerait largement.

DÉSINFECTION APRÈS LA MALADIE.

Il faut se rappeler que le formol altère les cuirs et paraît altérer certaines étoffes et que ses vapeurs ne sont pas sans danger, pour les organes respiratoires spécialement (Voir au sujet de nouveaux modes d'emploi du formol la note page 85).

Le chlore. — Le chlore, qui est un bon désinfectant, ne peut être employé dans les appartements : il est très irritant pour les voies respiratoires et il altère les métaux. Il ne peut être employé que dans les locaux où il n'y a rien à abîmer et que l'on n'est pas obligé de réhabiter aussitôt après la désinfection.

Le moyen pratique de l'obtenir est de laisser évaporer de l'acide chlorhydrique dans la pièce, en le plaçant dans des vases peu profonds, des plats creux, dans lesquels il ne forme pas une couche de plus d'un centimètre d'épaisseur.

L'acide chlorhydrique étant très caustique et dangereux, il ne faut le manier qu'avec de grandes précautions.

Il suffit d'un litre d'acide chlorhydrique pour désinfecter un espace de 60 mètres cubes.

On opère comme pour le soufre et le formol ; on ferme les issues et on n'ouvre la pièce que vingt-quatre heures après.

Plus la température est élevée, mieux le chlore agit. Il faut donc chauffer la pièce autant que possible avant de commencer la désinfection.

DÉSINFECTION APRÈS LA MALADIE.

Il ne peut être employé que pour des locaux où il n'y a rien à ménager. Comme le chlorure de chaux, il n'est guère employé que pour les lieux d'aisances et les urinoirs publics, les abattoirs, etc.

Pour compléter l'œuvre des antiseptiques, il faut toujours laisser entrer largement l'air et le soleil. Le soleil est l'antiseptique par excellence, et pour certains microbes, celui de la tuberculose, par exemple, le plus actif. Qu'on ne l'oublie jamais et qu'on le laisse toujours pénétrer largement dans les locaux à désinfecter comme dans les chambres des malades.

CHAPITRE XV

PRINCIPALES MALADIES ÉVITABLES

Quelques mots sur chacune des principales maladies évitables spéciales les plus fréquentes (transmissibles, microbiennes, contagieuses et épidémiques). — Précautions hygiéniques à prendre vour en éviter la propagation.

Toutes les maladies transmissibles ne le sont pas au même degré, par les mêmes produits de l'organisme malade, par les mêmes agents de transmission ; elles ne le sont pas toutes pendant le même temps, et la période qui s'écoule entre le moment où une personne a été en contact avec le malade et le moment où la maladie éclate chez elle (période dite d'incubation) varie avec les diverses maladies. Aussi, pour mieux se préserver des maladies évitables et pour mieux en empêcher la propagation, en exigeant du malade et de son entourage tout ce qui est nécessaire, mais rien que ce qui est nécessaire, faut-il faire connaître les sources directes du danger dans chaque maladie, la durée du danger après la maladie, la durée d'incubation de celle-ci et les moyens spéciaux qu'il peut y avoir à employer pour en éviter la propagation.

§ 1. — MALADIES TRANSMISSIBLES PAR CONTACT DES MALADES OU DES OBJETS DIRECTEMENT SOUILLÉS PAR EUX ET QU'ON PEUT CONSIDÉRER COMME SE TRANSMETTANT PAR L'AIR QUI LES ENTOURE.

a) *Maladies que l'on peut contracter en visitant les malades, mais qu'on ne contracte généralement qu'une fois.*

Ce sont d'abord les fièvres éruptives et certaines maladies analogues qui ne se montrent généralement qu'une fois au cours de l'existence d'un individu, autrement dit qui ne récidivent pas.

Pour ce motif, autant que possible, il faut faire soigner et garder les malades qui sont atteints d'une de ces maladies par des personnes l'ayant eue déjà.

Rougeole*. — La rougeole est surtout une maladie de l'enfance.

Elle est contagieuse même avant l'éruption, alors que l'enfant a simplement les yeux rouges et larmoyants, qu'il tousse et qu'il est enchifrené.

Elle tend toujours à devenir épidémique. Il faut en faire la déclaration immédiate à la mairie (1).

(1) Les noms des maladies suivis d'un * indiquent que ces maladies doivent être déclarées à la mairie dès leur apparition.

ROUGEOLE.

Elle se propage au début par les malades qui ne sont pas encore isolés, puis par les vêtements, le linge, les mouchoirs spécialement, la literie.

Les larmes, les mucosités nasales, les crachats sont surtout dangereux.

C'est spécialement par les voies respiratoires que pénètrent les germes de la maladie.

Le malade reste contagieux pendant trois semaines depuis le début, soit pendant une à deux semaines environ après la guérison (1).

La période dite d'incubation est de dix à douze jours (2).

Précautions hygiéniques. — Isolement du malade. Éloignement des très jeunes enfants, chez qui la rougeole est souvent grave.

Précautions d'antisepsie et de désinfection indiquées au chapitre général.

Précautions spéciales. — Crachoir avec antiseptique. Veiller aux complications qui peuvent survenir du

(1) La durée de la période au cours de laquelle le malade peut encore communiquer la maladie est indiquée à propos de chacune des maladies, afin que l'isolement et les précautions antiseptiques soient continués pendant tout le temps nécessaire.

(2) La *période d'incubation* est le temps qui s'écoule entre le moment où la maladie est contractée et le moment où elle éclate. Un enfant ayant été en contact avec un autre enfant atteint de rougeole doit rester en observation et autant que possible isolé de ses frères et sœurs ou des enfants de l'école pendant cette période, parce que la rougeole est surtout contagieuse au début.

côté des organes respiratoires, même pendant la convalescence.

A l'école. — Renvoi dans la famille, pour seize jours au moins, des enfants atteints, destruction par le feu de leurs livres et cahiers. Lavage antiseptique de leur pupitre, au besoin licenciement des enfants au-dessous de six ans.

Variole*. — La variole est une maladie de tous les âges, mais surtout de la seconde enfance, de l'adolescence et de l'âge adulte.

Elle est contagieuse au cours et à la fin de la maladie.

Le moyen héroïque d'y échapper est la *vaccination*; c'est un moyen infaillible qu'il faut employer plusieurs fois dans sa vie et *particulièrement dès qu'une épidémie se déclare*. Il faut en faire la déclaration immédiate.

Elle se propage par l'atmosphère chargée des germes émanant du malade et par le contact direct du malade ou bien par les linges et objets souillés par le pus des pustules, le sang, les débris d'épiderme provenant du malade.

Durée de la période contagieuse après guérison : 1 mois.

Durée de la période d'incubation : 8 à 12 jours.

Précautions hygiéniques. — Isoler le malade. Éloigner les enfants, soumettre tout l'entourage du malade à la revaccination, prendre toutes les précautions d'antisepsie et de désinfection indiquées au tableau général.

Veiller surtout à ce que les linges et vêtements ne sortent de la chambre du malade qu'humectés par la solution antiseptique.

Éviter l'inoculation ; ne pas toucher au malade et au linge avec des écorchures aux mains ; s'il y en a, les recouvrir de collodion avant de toucher au malade.

A l'école. — Renvoi des enfants pour 40 jours, destruction par le feu des livres et cahiers, désinfection de la salle entière, vaccination des élèves et des maîtres.

Scarlatine*. — La scarlatine est une fièvre essentiellement contagieuse qui sévit surtout sur les adolescents ; elle est le plus souvent épidémique. Elle est contagieuse au début en raison de l'angine et par l'intermédiaire des crachats et des linges souillés par eux, et surtout pendant la période de convalescence quand l'épiderme se détache.

Les germes pénètrent par les voies respiratoires, la peau et le tube digestif. Les agents habituels de transmission sont, en dehors du contact direct du malade, les linges et vêtements et spécialement les mouchoirs, les vêtements de laine et les objets divers ayant été au contact des malades, parfois les aliments, les livres assez souvent.

OREILLONS.

Durée de la période contagieuse après guérison :
4 à 5 semaines (environ 6 semaines depuis le début).

Durée de la période d'incubation : 2 à 5 jours.

Précautions hygiéniques. — Isolement, éloignement
des enfants, précautions d'antisepsie et de désinfection indiquées au tableau général; lavages antiseptiques fréquents de la bouche et de la gorge;
crachoir avec antiseptique.

Éviter de provoquer ou laisser voltiger des poussières contenant les débris d'épiderme, brûler celles
de la chambre, après avoir balayé avec de la sciure
de bois humectée de solution antiseptique, ne jamais
manger dans la chambre ou y laisser des aliments,
et tout particulièrement quand l'isolement absolu
n'est pas possible, enduire tout le corps du malade,
une à deux fois par jour, avec de l'huile ou de la vaseline phéniquées.

Éviter au malade tout refroidissement au cours de
la convalescence.

A l'école. — Renvoi des enfants pour 40 jours au
moins, destruction par le feu des livres et cahiers,
désinfection générale, au besoin licenciement de
l'école.

Oreillons. — Maladie contagieuse, le plus souvent
épidémique, sévissant surtout sur les enfants, les
adolescents et les jeunes soldats; se montre surtout
pendant la saison froide.

COQUELUCHE.

Contagieuse pendant toute sa durée, se propage par l'air, la salive et les crachats.

Durée de la période contagieuse : 10 jours.

Durée de la période d'incubation : 8 à 10 jours.

Précautions hygiéniques. — Isolement, éloignement des enfants, crachoir avec antiseptique.

Précautions générales d'antisepsie et de désinfection.

A l'école. — Renvoi des enfants malades pour 10 à 12 jours.

Coqueluche*. — Maladie de l'enfance et de l'adolescence, mais surtout de la seconde enfance, contagieuse et le plus souvent épidémique.

Contagieuse pendant toute sa durée, se propage par l'air et les poussières imprégnées des germes morbides éliminés par les voies respiratoires du malade. Les agents habituels de transmission sont les mucosités et crachats qui souillent les jouets, les mouchoirs, le sable avec lequel jouent les enfants sur les promenades publiques.

Durée de la période contagieuse : 15 jours après cessation de quintes caractéristiques.

Durée de la période d'incubation : 2 à 7 jours.

Précautions hygiéniques. — Isolement, éloignement des autres enfants, précautions générales d'antisepsie et désinfection, crachoir avec antiseptique, portatif pour éviter que l'enfant, crachant ou vomissant un peu partout, ne propage la maladie ; ne pas faire changer de résidence, c'est inutile pour l'enfant et dangereux pour les autres. Précautions antiseptiques spéciales en ce qui concerne le produit des expectorations et des vomissements et les objets qui peuvent être avoir été atteints par ces déjections.

A l'école. — Renvoi successif pour 3 semaines au moins des enfants malades, désinfection de tous les points et objets sur lesquels ils ont pu cracher ou vomir.

b) *Maladies que l'on peut contracter en visitant les malades et qu'on peut contracter plusieurs fois.*

Varicelle. — La varicelle, ou petite vérole volante, est contagieuse, épidémique et sévit spécialement sur les enfants de 2 à 7 ans ; c'est la maladie épidémique des écoles la plus fréquente, mais heureusement la plus bénigne ; toutefois, elle doit être évitée surtout chez les très jeunes enfants ; elle provoque de la fièvre, des démangeaisons et de l'insomnie qui ne sont pas sans inconvénients et parfois sans danger.

Durée de la période de contagiosité : 15 jours.

Durée de la période d'incubation : 15 jours.

DIPHTÉRIE.

A l'école. — Renvoi successif pour 15 jours des enfants atteints et observation de leurs voisins.

Diphtérie*. — La diphtérie, qu'on connaît plus dans le public sous les noms d'*angine couenneuse* et de *croup*, est une maladie infectieuse générale qui se localise surtout dans l'arrière-gorge et dans le larynx et qui sévit plus particulièrement sur les enfants de 3 à 6 ans et 10 ans. Elle est contagieuse pendant tout le cours de sa durée et même pendant la période d'incubation et de convalescence. Son agent spécifique de contagion et d'infection (bacille de Loeffler) est surtout contenu dans les fausses membranes (les peaux) qui se forment dans l'arrière-gorge, le nez, le larynx.

Elle se propage par les crachats, le mucus nasal, la salive, l'urine.

Ses germes sont fréquemment transportés par les vêtements, le linge et les objets souillés, les jouets notamment. Ils se conservent vivants et nuisibles pendant des années dans les habitations, le mobilier et les vêtements.

Durée de la période de contagiosité après guérison : 3 à 4 semaines (et au delà, car le microbe reste parfois pendant très longtemps dans la gorge, dans les amygdales notamment).

Durée de la période d'incubation : 2 à 5 jours.

Précautions hygiéniques. — Isolement. — Éloignement des enfants. — Déclaration à l'autorité (mairie ou commissariat). — Crachoir avec antiseptique. — Précautions générales d'antisepsie et de désinfection très scrupuleusement prises, spécialement en ce qui concerne tous les objets et toutes les parties du corps pouvant avoir été touchés par les expectorations du malade. — Usage fréquent et longtemps continué des lavages antiseptiques de la bouche et de l'arrière-gorge. — Ne pas toucher au malade et aux objets qui l'entourent avec des écorchures aux mains ; s'il en existe, les recouvrir préalablement de collodion.

· En temps d'épidémie diphtérique, se laver fréquemment la bouche et l'arrière-gorge avec des solutions antiseptiques et faire soigner tous les maux de gorge même d'apparence bénigne, car ils favorisent la pénétration des germes de la diphtérie (1).

Les animaux tels que poulets et pigeons notamment, sont assez souvent atteints d'une maladie analogue à la diphtérie ; il faut éviter de les laisser pénétrer dans la chambre des malades; ils peuvent transporter la maladie.

A l'école. — Renvoi pour 40 jours des enfants

(1) Le sérum antidiphtérique de Behring-Roux, qui donne de si bons résultats dans le traitement de la diphtérie, paraît pouvoir être utilement employé comme moyen préventif vaccin) quand un cas s'est déclaré déjà dans une famille.

malades. — Destruction par le feu des livres, cahiers, jouets et objets qui ont pu être contaminés. — Désinfection générale du local et du mobilier de la classe.

Angines diverses. — Les angines diverses sont ou peuvent être contagieuses. Il faut donc toutes les considérer comme telles. On sait aujourd'hui que le bacille de la diphtérie se trouve parfois dans les angines ayant absolument l'apparence d'une angine simple, dite rhumatismale ou herpétique. On sait, de plus, qu'il y a très souvent dans la gorge de nombreux microbes capables d'engendrer les maladies les plus diverses et de les transmettre.

Il faut, dès lors, isoler ou tout au moins séparer des autres une personne atteinte d'angine et prendre toutes les précautions antiseptiques relatives à elle-même, à son linge et à son entourage, et veiller spécialement à ce que les linges et objets souillés par les expectorations soient immédiatement désinfectés. L'usage du crachoir est, en pareil cas, hygiéniquement indispensable.

Grippe ou influenza. — La grippe ou influenza est épidémique et contagieuse. Elle atteint les individus de tous les âges. Son agent infectieux est transporté par l'air, parfois à de grandes distances et avec une grande rapidité, d'où l'épidémie; il est aussi transmis de l'individu malade à l'individu sain, d'où la contagion. Elle est contagieuse pendant toute sa durée. Les agents de transmission sont les sécrétions buccales, nasales et bronchiques, salive, mucus nasal, expectoration, et les objets qui ont été au contact du malade.

Durée de la période de contagiosité après guérison : 10 à 15 jours.

Durée de la période d'incubation : 10 à 15 jours environ.

Précautions hygiéniques. — Isolement absolu ou relatif. — Éloignement des personnes affaiblies, menacées. — Crachoir avec antiseptique. —Précautions générales d'antisepsie et de désinfection.

Suette miliaire. — La suette miliaire paraît être contagieuse quoi qu'on en ait dit et sévit sur les individus de tout âge, mais surtout chez les adultes. Elle se montre surtout en été et au printemps. Elle est à peu près toujours épidémique.

Le germe de la maladie paraît être répandu dans la totalité de l'organisme et s'éliminer par la peau et les muqueuses des bronches, du nez, de la bouche. La contagion semble s'opérer par contact direct ou par contact avec les objets souillés ; elle est sûrement transportée par l'air entourant le malade.

Durée de la période de contagiosité possible : 15 jours environ.

Durée de la période d'incubation ; de quelques minutes à 2 jours ; parfois invasion subite.

Précautions hygiéniques. — Isolement. — Crachoir avec antiseptique. — Mesures générales d'antisepsie et de désinfection.

Éviter au malade les refroidissements.

§ 2. — MALADIES TRANSMISSIBLES PAR CONTACT DU MALADE OU DE CE QUI L'ENTOURE.

Ne se contractant pas en visitant le malade, mais par le fait d'un séjour plus ou moins prolongé auprès de lui ou dans un lieu contaminé par la présence de plusieurs malades.

Méningite cérébro-spinale. — La méningite cérébro-spinale sévit surtout chez les enfants, les adolescents et les jeunes hommes (de 7 à 22 ans), chez les jeunes soldats principalement. Elle est épidémique, mais elle ne se propage pas vite. Les cas se montrent successivement, parfois à intervalles éloignés. Elle éclate surtout pendant les saisons froides et se montre souvent au cours d'épidémies de fièvres éruptives, la scarlatine en particulier.

L'air plus ou moins confiné paraît être l'agent de transmission de la maladie. La convalescence est souvent très longue.

Précautions hygiéniques. — Isolement. — Précautions générales d'antisepsie et de désinfection.

PNEUMONIE INFECTIEUSE.

Se prémunir contre la contagion possible par la peau (qui présente des éruptions diverses), par les vomissements, les urines, et surtout le pus des abcès qui se produisent assez souvent.

La période de contagiosité de la maladie paraît être de 2 semaines environ après la guérison. — La période d'incubation paraît être inférieure à 8 jours.

Pneumonie infectieuse. — La pneumonie infectieuse est manifestement contagieuse : elle atteint les individus de tout âge, mais surtout les adultes fatigués ou vivant dans de mauvaises conditions hygiéniques. Le microbe de la pneumonie habite dans l'arrière-gorge et s'y développe sous certaines influences. Il est rejeté au dehors par les crachats et le mucus nasal qui sont, avec les objets et l'air, souillés par eux, les agents de transmission.

Durée de la période de contagiosité : 1 mois et au delà après guérison.

Durée de la période d'incubation : 3 à 5 jours.

Précautions hygiéniques. —Isolement. — Crachoir avec antiseptique, aération de la chambre. Soins antiseptiques de la bouche fréquents et longtemps continués. — Précautions générales d'antisepsie et de désinfection. — Veiller surtout à la désinfection, au cours de la maladie, de tout ce qui peut être directement ou indirectement souillé par les crachats, qui sont les agents directs de la contagion.

Typhus. — Le typhus est une maladie qu'engendre la misère et que propage la contagion. Elle sévit surtout sur les adultes. Il est contagieux pendant toute sa durée. Il se propage de proche en proche par l'atmosphère qui entoure immédiatement le malade, par la literie et les vêtements. Les germes morbides résident dans les organes respiratoires et sans doute aussi sur la peau ; aussi ce sont les crachats, les mucosités nasales, les pellicules d'épiderme qui les transportent au dehors et qu'il faut surtout surveiller pour éviter la transmission de la maladie par leur intermédiaire. Les déjections du malade (excréments) paraissent en contenir aussi et entraîner la contagion. En temps de paix, le typhus est rare, mais il est transporté parfois cependant par les mendiants ambulants, les saltimbanques, les nomades divers.

Durée de la période de contagiosité après guérison : 15 à 20 jours.

Durée de la période d'incubation : 12 jours en général, parfois plus ou moins.

Précautions hygiéniques. — Isolement des malades et des suspects, large aération, crachoir avec antiseptique. — Précautions générales d'antisepsie et de désinfection très strictement prises et suivies. — La garde doit sortir deux fois par jour (toutes les précautions indiquées étant prises) et ne doit pas coucher dans la chambre ; si elle y couche, elle doit coucher le plus loin possible du lit du malade et assurer l'entrée continue d'une certaine quantité d'air extérieur.

Tuberculose. — *La contagion de la tuberculose se fait par les crachats. — Il faut pour l'éviter isoler et détruire les crachats.* — La tuberculose est la maladie qui fait le plus de victimes. Elle cause encore aujourd'hui en France $1/7^e$ environ des décès. Elle est surtout fréquente dans les villes. C'est une maladie contagieuse, microbienne, évitable. Elle naît d'un microbe qui nous vient du dehors. Elle se propage généralement par la dissémination des crachats desséchés qui voltigent avec les poussières. Elle est guérissable dans un grand nombre de cas. Il ne faut donc pas la considérer comme fatale dans son origine et sa terminaison. On peut l'empêcher de se développer et on peut l'arrêter et l'entraver dans sa marche, et surtout dans sa propagation, mais il faut absolument pour cela que le malade s'y prête et il doit s'y prêter d'autant mieux qu'en prenant les précautions nécessaires pour préserver ses semblables, il se met lui-même dans de meilleures conditions pour guérir.

Il ne faut pas confondre les mots tuberculose et phtisie. Celle-ci n'est que la conséquence éloignée de la tuberculose, et le tuberculeux peut y échapper, dans un grand nombre de cas, quand la tuberculose est reconnue et soignée au début.

L'agent spécial de transmission de la tuberculose est un microbe (bacille de Koch). Le tuberculeux n'est dangereux pour son entourage que par ses crachats qui contiennent un très grand nombre de ces microbes. Il ne l'est nullement par son haleine.

La tuberculose, comme toutes les autres maladies microbiennes, ne naît pas toute seule ; il faut deux conditions réunies : une graine et un terrain apte à la faire germer. La graine, c'est le bacille de Koch venu du dehors ; le terrain apte à la faire germer, c'est un organisme peu vigoureux ou prédisposé soit par l'hérédité, soit par des maladies, alcoolisme, diabète, grippe, bronchites, rougeole par exemple, soit par affaiblissement de l'organisme, tenant à la vie enfermée, au manque d'air et de propreté dans l'habitation, à l'excès de travail, à l'insuffisance de nourriture, à certaines professions. La graine sommeille souvent pendant un temps très long dans l'organisme et peut même n'y germer jamais, mais germe à peu près sûrement sous l'influence des causes ci-dessus.

Cette graine vient du dehors, sauf les cas, relativement rares, d'hérédité directe. Elle est répandue partout dans l'entourage du tuberculeux qui crache, car ses crachats en sont pleins, et, desséchés, ils en livrent à l'air des quantités énormes qui voltigent sous forme de poussière. Aussi en trouve-t-on non seulement sur les parois des salles où vivent des tuberculeux crachant, mais dans l'arrière-gorge des personnes qui les entourent, prêts à envahir celles-ci sous l'influence d'une des causes mentionnées plus haut.

La contagion est réelle, positive, démontrée par des expériences et des faits indéniables (1), il faut que chacun le sache, mais heureusement elle ne se

(1) On voit parfois, chez des employés de bureau ou des ouvriers, la famille épargnée parce que le malade, occupé hors de chez lui pendant toute la journée et n'y rentrant que le soir, n'y crache guère que le matin au réveil et alors il crache dans son vase de nuit, tandis 'que ses camarades sont pris parce que, pendant toute la journée, à l'atelier ou au bureau, il crache un peu partout.

M. Marfan, a cité un fait de contagion dans un bureau, particulièrement intéressant, instructif et attristant, et M. Lardier un fait semblable dans une école et il en existe beaucoup d'autres !

1° Un employé de bureau, tuberculeux, crache partout dans son bureau contenant 22 employés. En deux ans, sur ces 22 employés, 14 deviennent tuberculeux (il y avait là les deux conditions réunies : contagion et vie enfermée); le bureau, ayant été désinfecté et l'emploi du crachoir ayant été rendu obligatoire, il ne s'y est plus produit un seul cas de tuberculose.

2° Un maître d'école phtisique reste pendant deux ans en fonctions dans une école. Deux de ses adjoints meurent de phtisie aiguë ; trois élèves de sa classe sont pris de tuberculose. Les parents s'insurgent, on le déplace, et finalement, devant l'opposition de la population, on le met à la retraite. Tout cela eût pu être évité par l'emploi constant du crachoir.

fait pas aussi facilement et aussi rapidement que celle de beaucoup d'autres maladies contagieuses. On ne contracte pas la maladie en respirant le même air que le malade, en le soignant, en vivant auprès de lui, si on n'absorbe pas les poussières infectées par ses crachats desséchés. Aussi la tuberculose ne donne-t-elle pas lieu à des épidémies. Quand elle se produit dans la famille, ce n'est qu'à la longue, après une cohabitation prolongée, et pas toujours.

Sous ce rapport et sous bien d'autres, elle ressemble à la lèpre dont on s'est débarrassé en isolant les lépreux dans les léproseries, et il est certain qu'on se débarrasserait de la tuberculose en isolant absolument les tuberculeux qui crachent et en les empêchant ainsi de la semer avec leurs crachats.

Mais on ne saurait préconiser un semblable moyen quand on en possède d'efficaces, permettant au tuberculeux de vivre de la vie commune sans danger pour ceux qui l'entourent.

Précautions hygiéniques. — La tuberculose est la maladie des villes, des lieux encombrés, du manque d'air et de lumière, des locaux surpeuplés. Dans les organismes soumis à des influences néfastes, le microbe tuberculeux trouve d'excellentes conditions de développement, tandis qu'il trouve des conditions contraires dans des organismes soumis à des influences hygiéniques favorables ; la vie au grand air est par cela même la meilleure des précautions hygiéniques pour le tuberculeux. Elle est réalisée par le séjour à la campagne, à des hauteurs différentes suivant les cas, dans un air pur et en un lieu aussi ensoleillé que possible (dans ceux des établissements spéciaux, appelés *sanatoriums*, qui sont installés dans de bonnes conditions, par exemple).

Dans l'intérêt du malade aussi bien que dans celui de l'entourage, il faut, sinon isoler le malade dans ces établissements, au moins isoler, désinfecter et détruire ses crachats qui le réinfectent sans cela constamment et qui infectent les personnes qui les respirent avec l'air à l'état de poussières ou les absorbent avec leurs aliments. Il faut donc éviter avant tout que les crachats soient projetés partout où ils peuvent se dessécher, sur le sol de la chambre, autour du foyer, dans un mouchoir, dans un crachoir garni de sciure de bois ou autre corps léger, dans les voitures, sur le sol de la rue.

Toutes les expectorations pouvant contenir des microbes dangereux et celles des tuberculeux contenant le microbe particulièrement redoutable de la tuberculose, tout malade qui crache, qu'il ait de l'angine, de la bronchite simple ou de la bronchite tuberculeuse, doit être muni, quand il sort, d'un *crachoir portatif* et avoir toujours chez lui à sa portée soit ce crachoir, soit un *crachoir fixe* placé de telle façon

qu'il crache dedans et non tout autour. Ces crachoirs
doivent toujours être garnis de solution antiseptique
forte, vidés deux fois par jour au moins dans les
fosses d'aisances et lavés tous les jours à l'eau bouil-

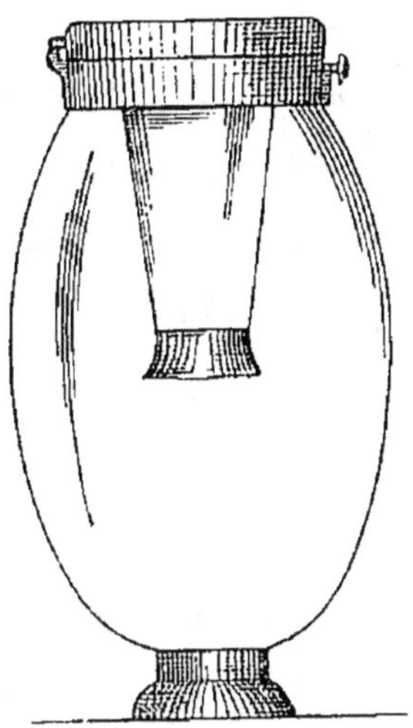

Fig. 6. — Crachoir du Dr Petit.

lante additionnée de quelques cristaux de soude,
50 grammes environ pour un litre.

Quand il est fait usage de mouchoirs, ce qui est
une pratique détestable au point de vue de l'hygiène,
ils doivent être fréquemment changés et plongés
aussitôt dans une solution antiseptique. Il en est de
même de tout le linge de corps.

Dans son propre intérêt comme dans celui de son
entourage, le tuberculeux doit de plus se soumettre
aux obligations suivantes :

Occuper une chambre à part (ou tout au moins

un lit à part, s'il est *impossible* de lui réserver une pièce). La chambre doit être à cheminée, sans rideaux ni ornements inutiles. Ses fenêtres doivent être largement ouvertes plusieurs fois par jour. Elle doit être tenue très propre, fréquemment lavée et essuyée sans *jamais être balayée à sec ni époussetée*. Elle doit être désinfectée par des lavages antiseptiques portant sur tous les points, tous les deux à trois mois si le malade l'occupe seul, tous les quinze jours s'il l'occupe avec une autre personne.

Le malade doit se laver fréquemment les mains, la figure (moustache et barbe surtout), la bouche, le nez avec des solutions antiseptiques, et se laver toujours les mains avant les repas.

En dehors des crachats, il est d'autres déjections du malade qui contiennent des bacilles tuberculeux : ce sont : le pus provenant de diverses lésions, suppurations osseuses, tumeurs blanches, abcès froids, ganglions scrofuleux ; les matières fécales provenant d'un intestin atteint d'ulcérations tuberculeuses ; les urines provenant d'un rein ou d'une vessie présentant les mêmes lésions. Des mesures d'antisepsie et de désinfection doivent être prises vis-à-vis de ces déjections comme vis-à-vis des crachats.

La pénétration des germes tuberculeux se fait spécialement par les voies respiratoires ; ce sont elles qu'on doit le plus soigner quand on est prédisposé à contracter la tuberculose soit par hérédité, soit par suite de maladie, soit par cohabitation avec un tuberculeux.

Mais la pénétration des germes se fait aussi par les voies digestives dans lesquelles ils sont portés avec certains aliments, le lait et les viandes notamment.

Le lait provenant de vaches tuberculeuses tue un grand nombre d'enfants ; le remède est la stérilisation du lait.

Les viandes tuberculeuses doivent être rejetées de la consommation.

Les enfants nés de tuberculeux ne doivent par être élevés au contact du malade ; si la mère est tuberculeuse, ils ne doivent pas être allaités par elle : ils doivent être, autant que possible, envoyés en nourrice à la campagne. Si cela ne se peut et si la mère est tuberculeuse, ils doivent être nourris au lait stérilisé. Les enfants un peu plus âgés présentant quelques indices de tuberculose évitent la phtisie par un séjour plus ou moins long dans les colonies sanitaires du bord de la mer (1), et plus tard dans

(1) Ces établissements dits *sanatoriums* pour enfants et adolescents, établis sur les bords de la mer, ont donné d'excellents résultats : augmentation considérable de poids dès les premiers mois du séjour (Armaingand); 70,7 p. 100 de guérisons auxquelles il faut ajouter 8 p. 100 d'améliorations, à Banyuls-sur-Mer ; 74,51 p. 100 de guérisons, plus 11,76 p. 100 d'améliorations à Cannes (De Valcourt).

Les *sanatoriums* pour adultes donnent aussi de très bons résultats, mais les grandes différences de gravité des cas traités ne permettent pas d'établir de statistiques semblables aux précé-

les colonies ou dans les établissements spéciaux établis sur des montagnes plus ou moins hautes où l'air est particulièrement pur et l'atmosphère particulièrement limpide.

Plus tard, ils doivent être dirigés vers des carrières ou des occupations ne nécessitant pas la vie enfermée, n'exposant pas à absorber des poussières, mais leur permettant la vie au grand air ou même les y obligeant. La vie des champs leur est très favorable ; le travail dans les manufactures leur est fatal.

Certains animaux deviennent fréquemment tuberculeux ; tels les vaches, les bœufs, les chevaux, les oiseaux, les chats, les chiens ; ils peuvent communiquer la tuberculose ; la vache par le lait ; la vache, le bœuf, le cheval, les oiseaux par la viande mangée peu cuite, par le séjour prolongé dans les étables, dans lesquelles se dessèche et voltige le microbe expulsé par le jetage de ces animaux, les chats par le jetage dans les pièces habitées ; il y a lieu de les isoler ou de les détruire dès qu'ils présentent des signes de tuberculose, car ils deviennent un danger pour l'homme et pour l'enfant surtout.

Se rappeler surtout que la contagion de la tuberculose se fait par les crachats et que le meilleur moyen de l'empêcher est de les isoler et de les détruire.

dentes, car, à côté de simples tuberculeux, on y soigne souvent des tuberculeux arrivés déjà à un degré de phtisie très avancé.

FIÈVRE TYPHOIDE.

§ 3. — Maladies transmissibles par contact des déjections des malades ou par contact ou ingestion des objets directement ou indirectement souillés par elles.

Ces maladies ne se prennent pas par le seul fait de visiter le malade et de séjourner pendant quelque temps auprès de lui.

> a) *Maladies ne se contractant habituellement qu'une fois.*

Fièvre typhoïde*. — La fièvre typhoïde est une maladie infectieuse et contagieuse qui sévit surtout chez les adolescents dans la première partie de l'âge adulte ; elle sévit aussi sur les enfants. Elle est généralement épidémique. Son agent spécial (bacille d'Eberth) réside surtout dans l'intestin et est évacué par les selles. Il se transmet très souvent par l'eau de boisson, qu'il envahit facilement et dans laquelle il vit et se propage activement. Les linges souillés, les vêtements, les planchers et entrevous, les latrines, les égouts mal construits, les locaux et le sol infectés sont aussi des agents de transmission de la fièvre typhoïde. L'encombrement, le surmenage, la fatigue et les mauvaises conditions hygiéniques en général favorisent son développement en diminuant la résistance de l'organisme à l'invasion et à la propagation du microbe spécial.

FIÈVRE TYPHOIDE.

C'est par les voies digestives que le microbe pénètre le plus habituellement dans l'organisme et spécialement par l'usage d'eau souillée, mais il pénètre quelquefois aussi par les voies respiratoires.

On peut sans danger visiter un malade atteint de fièvre typhoïde et généralement séjourner pendant quelque temps auprès de lui. — La contagion peut néanmoins se produire pendant toute la durée de la maladie soit par un séjour prolongé et continu auprès d'un malade isolé, soit par un séjour plus court au milieu d'un groupe de malades, dans une salle d'hôpital occupée par les typhoïdiques par exemple. Le microbe de la fièvre typhoïde conserve sa vitalité pendant 3 à 5 mois et plus.

La durée de la période de contagiosité est de 15 jours environ après la guérison.

La durée de la période d'incubation est de 12 à 15 jours, quelquefois moindre, mais plus rarement.

Précautions hygiéniques. — Isolement. — Déclaration aux autorités. — Aération. — Précautions générales d'antisepsie et de désinfection et spécialement : surveillance de la pureté de l'eau de boisson. — Eau bouillie. — Usage d'un vase ou bassin toujours garni d'antiseptique. — Interdiction de jeter les matières provenant du malade dans la rue et sur les fumiers, et désinfection avant de les jeter dans les fosses d'aisances.

Peste. — La peste est une maladie microbienne, infectieuse, contagieuse, le plus souvent épidémique qui sévit surtout en Chine d'où elle est parfois importée en Europe. Elle paraît en rapport avec la misère, la malpropreté des habitations et l'encombrement.

Son agent spécial (récemment découvert par Yersin et par Kitasato) est un microbe, un bacille qu'on a pu isoler et cultiver au point de le faire servir à la production d'un vaccin qui préserve de la maladie et guérit ceux qui en sont atteints.

Ce microbe vit surtout dans le sol, d'où il envahit l'homme soit directement, soit indirectement, et tout spécialement par l'intermédiaire des rats qui contractent facilement la peste, en meurent en grand nombre et la propagent. Les mouches, les fourmis et autres insectes peuvent aussi colporter et transmettre le germe de la peste.

Il pénètre par les voies digestives ou par les écorchures et piqûres de la peau, ou par les voies respiratoires avec les poussières.

Le bacille de la peste est rejeté du corps du pestiféré par le pus des ganglions dits *bubons* et des pustules de la peau dites *charbons*, par les crachats et par les selles.

La propagation ne se fait pas par l'air respiré par le malade, mais par les linges de corps, de couchage, de pansement, les latrines, les poussières des salles et surtout par le sol dans lequel le bacille vit longtemps.

La durée de la période d'inoculation est parfois très courte, elle ne dépasse guère 6 à 8 jours.

La durée de la période de contagiosité après guérison ne paraît pas dépasser 10 à 12 jours pour ce qui concerne le malade, mais est beaucoup plus longue en ce qui concerne les objets souillés par lui.

Généralement la peste ne récidive pas. Ceux qui ont été atteints éprouvent parfois seulement quelques symptômes atténués au cours d'une nouvelle épidémie.

Précautions hygiéniques. — Isolement. Déclaration aux autorités. Précautions générales d'antisepsie et de désinfection et spécialement lavages antiseptiques répétés du malade et des gardes, désinfection des selles, des crachats, des linges de corps et autres. Interdiction absolue de jeter sur le sol ou sur les fumiers les selles et les pièces de pansement. Destruction de celles-ci par le feu. Désinfection complète, après la maladie, du mobilier et de l'immeuble, et du sol en particulier.

b) *Maladies pouvant se contracter plusieurs fois.*

Choléra*.— Le choléra est une maladie infectieuse et contagieuse épidémique, il sévit sur les individus de tout âge. Son agent spécial (bacille virgule) réside dans les voies digestives. Il est rejeté par les selles et les vomissements. Il se transmet surtout par l'eau, les linges, les vêtements et par les légumes et fruits souillés par le sol imprégné de germes cholériques. On ne prend pas le choléra en visitant un malade, mais il faut éviter de coucher et surtout de manger et boire dans la chambre des cholériques.

C'est surtout par les voies digestives que pénètre le germe du choléra apporté par l'eau, les aliments et l'air souillés. Il conserve sa vitalité pendant très longtemps s'il est maintenu humide ; s'il est sec, il la perd en quelques heures ; dans l'état habituel, après 15 à 20 jours.

La durée de la période de contagiosité après guérison est de 15 jours environ.

La durée de la période d'incubation est généralement courte.

Précautions hygiéniques. — Isolement. — Déclaration aux autorités. — Précautions générales d'antisepsie et de désinfection et spécialement : eau bouillie ou eaux minérales naturelles de table, eau bouillie pour la fabrication du pain. — Abstinence de fruits et légumes non cuits. — Surveillance du régime alimentaire et traitement de toute diarrhée même légère. — Lotions fréquentes de la bouche, des mains et de la figure avec une solution antiseptique. — Désinfection très soignée des selles et des vomissements, ainsi que des linges souillés. — Interdiction de jeter les matières sur les fumiers ou dans la rue.

Dysenterie. — La dysenterie est une maladie infectieuse et contagieuse souvent épidémique. Il y a pourtant des dysenteries non épidémiques, mais par prudence toutes doivent être considérées comme telles. Elle sévit sur les individus de tout âge. La cause banale en est dans une alimentation vicieuse et la cause directe dans une infection microbienne. Les germes se trouvent dans l'intestin et sont rejetés par les selles. Comme ceux de la fièvre typhoïde et du choléra, ils se transmettent surtout par l'eau, les linges et les vêtements souillés et les émanations des latrines. Ils deviennent d'autant plus actifs et plus dangereux que la maladie sévit dans de plus grandes agglomérations d'individus, les armées, par exemple.

La durée de la période de contagiosité est de 15 jours environ après la guérison.

La durée de la période d'incubation est de 1 à 8 jours.

Précautions hygiéniques. — Isolement. — Précautions générales d'antisepsie et de désinfection et spécialement : eau bouillie pour la boisson et la fabrication du pain. — Abstinence des fruits et légumes non cuits. — Désinfection des selles. — Interdiction de jeter les matières dans la rue et sur les fumiers.

Ophtalmie des nouveau-nés. — L'ophtalmie des nouveau-nés est, comme son nom l'indique, spéciale aux nouveau-nés. Elle s'est parfois montrée épidémique. Elle est essentiellement contagieuse. Elle débute dès le lendemain ou le surlendemain de la naissance. Elle est causée par l'insuffisance de soins antiseptiques donnés à la mère avant et pendant l'accouchement. Elle provoque fréquemment la perte de l'œil. Le tiers environ des aveugles lui doivent leur infirmité. C'est par les soins de propreté prodigués à la mère avant et pendant la naissance de l'enfant qu'on peut l'éviter, mais comme ces soins ne sont pas toujours suffisants, il est d'usage aujourd'hui de mettre dans les yeux de l'enfant naissant deux à trois gouttes d'une solution de nitrate d'argent (1 gr. pour 50 gr. d'eau) ou de sublimé (à 1 gr. pour 3 litres d'eau).

Précautions hygiéniques. — Celles indiquées ci-dessus et de plus désinfecter soigneusement tous les linges et objets ayant été au contact de l'enfant. Éviter spécialement de toucher les yeux avec des mains non désinfectées.

Fièvre puerpérale. — La fièvre puerpérale, qui tuait autrefois jusqu'à 30 p. 100 des femmes en couches dans les hôpitaux, qui a même tué jusqu'à

81,25 p. 100 des accouchées, à la maternité de l'hôpital Cochin à Paris en 1867 et a nécessité la fermeture temporaire de ce service, peut être absolument évitée par les précautions antiseptiques prises par l'accoucheur, la sage-femme, la femme et son entourage.

Précautions hygiéniques. — Propreté absolue, antiseptique pour plus de sécurité, des organes, avant, pendant et après l'accouchement. — Lotions et injections, conformément à l'avis du médecin, avec la solution de sublimé à 1 gramme pour 3 litres d'eau, par exemple. — Lotions des mains et nettoyage des ongles de toute personne touchant la femme, d'abord au savon et à la brosse, puis à la solution de sublimé, toutes les fois qu'il y a à donner un soin quelconque à l'accouchée et qu'il vient d'être donné.

Ne se servir que de linges propres et rendus antiseptiques ou mieux d'ouate antiseptique. En prenant ces précautions, on évite même absolument la fièvre, dite fièvre de lait, qu'on considère encore parfois, bien à tort, comme inévitable.

Infection purulente et autres complications des plaies. — Les complications des plaies peuvent être évitées. Une plaie mise à l'abri des germes d'infection contenus dans l'air ne suppure pas et ne donne lieu à aucun accident. Comme on ne peut mettre une plaie à l'abri des germes contenus dans l'air, surtout parce que l'instrument ou le corps qui la fait est lui-même plus ou moins couvert de ces germes (à moins qu'il ne s'agisse d'une opération, car alors les instruments sont désinfectés), il faut la laver avec une solution antiseptique (généralement la solution de sublimé à 1 gramme pour 1 litre d'eau, solution forte, ou 1 gramme pour 2 litres, solution faible) et la recouvrir d'ouate antiseptique qui empêche l'accès des poussières toujours chargées de germes qui provoquent la suppuration et les autres complications des plaies et blessures. A défaut d'ouate, il faut employer du linge très propre imbibé de la solution antiseptique.

Il ne faut toucher une plaie qu'avec des mains absolument propres, bien lavées et brossées au savon et trempées dans une solution antiseptique. La propreté rigoureuse du blessé et de tout ce qui l'entoure et l'antisepsie sont indispensables. C'est grâce à elle qu'on peut voir disparaître tous les accidents consécutifs aux opérations et un grand nombre d'accidents consécutifs aux blessures.

Le pus des plaies transportant l'infection, tous les linges souillés de pus et même de sang doivent être scrupuleusement désinfectés avant d'être blanchis. L'ouate et les linges sans valeur doivent être brûlés et non jetés.

Érysipèle. — L'érysipèle se montre comme complication des plaies, mais aussi sans plaie apparente. Il est contagieux, mais il ne se déclare que s'il y a pénétration du germe par une plaie, une écorchure, une piqûre, une érosion, par maladie de la peau ou des muqueuses lui servant de porte d'entrée. Il se montre à tous les âges et récidive parfois fréquemment. En dehors du cas de plaie ou blessure, l'érysipèle de la face est le plus fréquent. L'érysipèle se transmet par contact direct, par les linges, les vêtements, les mains des gardes, les instruments. Il est contagieux pendant toute sa durée.

La durée de la période de contagiosité est de 15 jours environ après la guérison.

La durée de la période d'incubation est de 5 à 6 jours.

Précautions hygiéniques. — Isolement. — Éloigner spécialement un blessé, une femme en couche, d'un malade atteint d'érysipèle. — Désinfecter soigneusement la bouche et le nez des malades par des solutions antiseptiques. — Précautions générales d'antisepsie et de désinfection et spécialement désinfection soignée des mains des gardes dont toute écorchure doit être protégée par une couche de collodion ; éviter avec soin de toucher le nez, la bouche et de se gratter quand on est mis en rapport avec un érysipélateux.

CANCER.

Tétanos. — Le tétanos est, comme l'érysipèle, une complication des plaies survenant à tous les âges et une maladie pouvant éclater sans plaie apparente, mais toujours produite par la pénétration à travers une solution de continuité de la peau et des muqueuses d'un germe morbide spécial (microbe de Nicolaïer.) Il est généralement porté dans la plaie par la terre, les poussières et spécialement par le fumier de cheval. Il réclame les mêmes précautions hygiéniques que l'érysipèle et particulièrement un nettoyage complet et une désinfection énergique d'une plaie souillée par du fum er ou de la terre ou faite dans une écurie. Il ne se transmet pas par contact, mais bien par les instruments, par les personnes soignant les malades et parfois par l'air. Les injections de virus atténué de son microbe spécial peuvent agir comme vaccin et empêcher son éclosion.

Cancer. — Le cancer est inoculable d'animal à animal de même espèce et de l'homme à l'homme et il est dans certaines circonstances contagieux. En pratique, il ne devient contagieux que lorsqu'il est ulcéré.

La contagion n'est pas fatale, mais elle est possible et elle s'établit, dans ce cas, soit par contact direct avec une partie éraillée de la peau ou d'une muqueuse (plaie, écorchure), soit par contact d'un objet imprégné de suc cancéreux, sérosité ou pus, soit par inoculation opérée par des insectes, mouches, punaises, par exemple.

Précautions hygiéniques. — Ne se servir d'aucun objet ayant pu être en contact avec le cancer ulcéré, linges, objets de toilette, ustensiles de ménage (fourchettes, cuillères, verres, brosses à dents, etc., s'il s'agit d'un cancer de la bouche), laver avec des antiseptiques ou à l'eau bouillante avec des cristaux de soude, tous ces objets dès qu'ils ont servi au malade, et veiller à ce qu'ils ne servent qu'à lui — crachoir garni d'antiseptique si le cancer siège à la bouche.

Ulcérations diverses de la bouche. — La bouche est le siège d'ulcérations de cause et de nature très diverses, qui toutes sont ou peuvent être contagieuses et doivent être par conséquent toujours considérées comme telles. Elles nécessitent les mêmes précautions que celles indiquées à propos du cancer de la bouche, et spécialement elles imposent l'obligation de ne pas se servir des ustensiles et du linge de table et de toilette à l'usage du malade et de tenir constamment ces objets en parfait état de propreté antiseptique. Les maintenir pendant 15 minutes dans l'eau bouillante additionnée de cristaux de soude.

§ 4. — MALADIES ÉVITABLES, TRANSMISSIBLES DES ANIMAUX A L'HOMME.

a) *Maladies qu'on ne contracte pas en visitant les malades, mais qui pénètrent dans l'organisme par inoculation de leur germe.*

Rage. — La rage est une maladie virulente, inoculée le plus généralement par morsure. L'individu atteint de rage n'est pas dangereux pour son entourage.

Les animaux qui peuvent la contracter et la transmettre sont : le chien, le chat, le cheval, le bœuf, le mouton, le loup. La durée d'incubation est variable, 40 jours en général.

Les morsures faites sur les parties du corps non revêtues de vêtements sont les plus graves.

Précautions à prendre en dehors des mesures de police : cautérisation des plaies au fer rouge.

Inoculation de virus atténué (traitement de Pasteur) commencées le plus tôt possible.

La mortalité par la rage est ainsi très diminuée. Il ne meurt plus aujourd'hui un malade sur cent mordus qui se sont soumis à temps à ce traitement.

Charbon. — Le charbon résulte de l'introduction et du développement dans l'organisme d'un microbe spécial (bactéridie charbonneuse). Il se manifeste par l'apparition d'une pustule, dite *pustule maligne.*

Il se montre surtout sur les bouchers, les bergers, les tanneurs et autres individus maniant les peaux ou les crins, mais aussi sur d'autres personnes qui peuvent avoir été inoculées par une mouche ou un objet ayant été en contact avec des détritus d'animaux charbonneux. L'invasion peut se faire aussi par les voies digestives, mais rarement.

Les animaux qui contractent et transmettent le charbon sont : le mouton, la chèvre, le bœuf, le cheval. Le germe morbide se retrouve dans la peau, la chair, le sang de ces animaux.

La durée d'incubation varie de quelques heures à 4 jours.

La durée de transmissibilité de la maladie par les débris animaux contaminés est très longue (plusieurs années), la bactéridie charbonneuse résistant à la putréfaction.

Précautions hygiéniques en dehors des mesures de police : vaccination de Pasteur pour les animaux. — Destruction par le feu des animaux charbonneux. Il ne faut pas les enterrer parce que les vers ramenant les germes à la surface du sol ramènent la maladie (*champs maudits*).

Désinfection des peaux, crins et laines suspects; ne jamais manipuler ces objets avec des plaies ou écorchures aux mains; quand il y en a, les recouvrir de collodion.

MORVE ET FARCIN.

Morve et farcin. — La morve est virulente et contagieuse. Le farcin n'est que la manifestation extérieure de la morve. Elle est communiquée à l'homme par le cheval, l'âne, le mulet. Elle se propage par le jetage (écoulement par le nez) des animaux morveux et par le pus des plaies et abcès dits *farcineux* qu'ils ne tardent pas à présenter. Elle peut naître par infection, mais elle résulte le plus souvent d'une inoculation par une plaie, piqûre, égratignure de la peau ou par les muqueuses.

Les agents habituels de transmission sont les animaux eux-mêmes, les couvertures, les harnachements, les écuries, mangeoires, râteliers et la paille de litière, et après abatage des animaux, leur peau et leurs crins.

La morve atteint surtout les palefreniers, les équarrisseurs, les vétérinaires, les tanneurs.

Précautions hygiéniques. — Abatage immédiat de l'animal morveux et enfouissement très profond en recouvrant le cadavre de chaux vive. — Désinfection absolue des locaux. Destruction par le feu de la paille de litière. — Pendant toutes ces opérations, précautions antiseptiques sévères comme pendant la vie de l'animal reconnu malade. — Protéger surtout les mains, recouvrir les écorchures de collodion, ne pas porter les mains au visage et surtout au nez, à la bouche, aux yeux. — Laver fréquemment le visage comme les mains avec la solution antiseptique.

La viande d'animaux morts de la morve et du charbon ou abattus comme suspects de ces maladies, ne doit jamais être mangée, ni donnée à manger à d'autres animaux.

b) *Maladies se développant par contagion, sans inoculation proprement dite.*

La *tuberculose*, la *diphtérie*, dont il a été parlé, se rencontrent chez des animaux et peuvent se transmettre des animaux à l'homme.

Psittacose ou *maladie des perruches infectieuses.* — La psittacose est une maladie microbienne, infectieuse, transmise à l'homme par les perroquets et les perruches. — Elle affecte l'allure de la pneumonie infectieuse ou de la fièvre typhoïde et en a toute la gravité. Elle sévit sur les individus de tout âge, mais est surtout grave chez les adultes et les individus âgés, — son agent spécial est un microbe, un bacille (découvert par Nocard).

C'est tout particulièrement par les selles des perruches et perroquets qu'il est éliminé et transporté de l'animal à l'homme. Les matières souillent les plumes, se dessèchent et se répandent ensuite à l'état de poussière qui transporte la maladie.

Les personnes soignant les oiseaux malades contractent et transportent parfois le germe de la maladie.

La période d'incubation paraît être de quelques jours, six à dix environ. — La virulence du bacille persiste longtemps, même après la mort de l'animal.

Précautions hygiéniques. — Ne jamais conserver des oiseaux et spécialement des perroquets et perruches dans les chambres à coucher.

Prendre à l'égard des animaux et de leur cage toutes les précautions d'isolement et d'antisepsie générale recommandées, dès que l'un d'eux paraît malade, qu'il est triste, qu'il mange mal, qu'il a la plume hérissée, qu'il a de la diarrhée.

Éviter surtout que ses excréments ne se dessèchent et se répandent, ne pas toucher à l'oiseau sans se laver après, avec une solution antiseptique et surtout ne pas lui donner à manger de bouche à bec et chercher à le réchauffer en le mettant à son contact.

En cas de mort, brûler le corps et désinfecter la cage ou le perchoir à fond ou mieux les brûler.

A toutes ces précautions la destruction immédiate de l'oiseau malade et la désinfection ou destruction par le feu de la cage ou du perchoir sont encore préférables.

Les animaux, les insectes surtout, sont assez souvent les agents de transport et de transmission, par inoculation ou autrement, des diverses maladies contagieuses : charbon, morve et farcin, tuberculose, cancer, ophtalmie ; il est bon de le rappeler ici et de recommander les mesures de précaution que comporte cette constatation.

§ 5. — Maladies parasitaires.

Maladies parasitaires. — A côté des maladies transmissibles par des microbes transportés par l'air ou par les excrétions des malades, il en est d'autres qui se transmettent les unes par le contact d'un malade ou des objets à son usage, les autres par l'alimentation et qui sont dues à des parasites plus gros et plus facilement reconnaissables. Ce sont les maladies dites parasitaires. Les premières, que nous appellerons *maladies parasitaires externes*, rentrent dans cette catégorie des maladies évitables qu'on peut appeler les maladies de saleté ; ce sont surtout la gale et les teignes (farcin, herpès tonsurants et sycosis, pelade).

Maladies parasitaires externes. —La *gale* est due à la présence et à la multiplication dans l'épiderme d'un parasite (sarcopte) qui y trace des sillons visibles à l'œil nu et provoque des démangeaisons très vives et des éruptions dues en partie au grattage qu'entraînent celles-ci.

Elle se contracte par un contact prolongé, nuit passée à côté d'un galeux par exemple, et d'autant plus facilement que l'individu se tient moins propre.

Précautions hygiéniques. — Propreté scrupuleuse. — Éviter le contact des galeux et des objets à leur usage. — Après le traitement (par le soufre, le baume du Pérou, le pétrole ou le sublimé), désinfecter tous les vêtements, linges de corps et de couchage par les vapeurs de soufre brûlé.

Teignes. — Les teignes sont des maladies des poils et de la partie de la peau qui les engendre. Elles s'observent spécialement au cuir chevelu et à la peau et font tomber par plaques les cheveux ou la barbe. Elles sont causées par des parasites végétaux, des champignons.

Elles sont caractérisées par des éruptions et des pertes de poils circonscrites, plus ou moins étendues, de forme circulaire, avec délimitation généralement nette entre la partie malade et la partie saine.

Les teignes ne guérissent que lentement et sont sujettes à récidives. Si elles ne sont pas soignées, les cheveux ou poils ne repoussent pas. Elles sont essentiellement contagieuses pendant toute leur durée. Les individus malingres, mal soignés, malpropres, les contractent beaucoup plus facilement que les autres. Les enfants y sont beaucoup plus sujets que les adultes.

MALADIES PARASITAIRES INTERNES.

Précautions hygiéniques. — Propreté scrupuleuse. — Éloigner le teigneux des autres enfants. — Éviter qu'il prête sa coiffure à un camarade et qu'il ne prenne celle d'un autre et, pour plus de sûreté, dans son intérêt et dans celui de l'entourage, lui raser la tête et la couvrir d'un bonnet ou d'un emplâtre prescrit par le médecin.

Désinfecter les vêtements, la coiffure surtout, par des lavages antiseptiques fréquents.

A l'école. — Renvoyer le teigneux et désinfecter tous les objets à son usage, notamment : vêtements de classe, porte manteau, bureau. Faire, pendant quelques jours, laver tous les jours la tête de ses voisins avec une solution antiseptique et désinfecter les coiffures de tous les élèves.

Un grand nombre de maladies de la peau, teignes et autres, sont transmises par les coiffeurs et leurs instruments : brosses, ciseaux, rasoirs, etc. Le public doit exiger d'eux qu'ils désinfectent ces objets par des lavages désinfectants ou par la chaleur.

Maladies parasitaires internes. — Les *maladies parasitaires internes* sont dues à la présence d'animaux (dits entozoaires), particulièrement de vers dans le corps de l'homme.

Les principaux de ces vers sont :

1° Les grands vers cylindriques rosés ou jaunâtres, semblables aux grands vers de terre, qu'on appelle les lombrics (ascarides lombricoïdes) et qu'on trouve parfois très nombreux dans les selles des enfants. Ils habitent les intestins ;

2° Les oxyures vermiculaires, les plus petits vers de l'homme (longs de 3 à 10 millimètres), qui se montrent surtout chez les enfants où ils habitent la partie la plus inférieure de l'intestin et le pourtour de l'anus, et de là gagnent parfois les parties voisines où ils causent, comme à l'anus, de très pénibles démangeaisons ;

3° Les tænias, dits vers solitaires, qui, suivant qu'ils sont à l'état d'œuf, de larve ou de ver, habitent la chair des animaux et de l'homme et l'intestin de l'homme et qui se présentent sous l'aspect d'un ruban de fil blanchâtre de quelques millimètres à un centimètre de largeur et formé d'anneaux de cinq millimètres environ de hauteur, soudés les uns aux autres pour former une longueur totale de 5 à 6 mètres, parfois même de 20 à 40 mètres ;

4° Les trichines, qui habitent passagèrement les intestins de l'homme, et peu après sa chair, ses muscles, et qui causent des accidents graves.

Ces vers, quels qu'ils soient, ne se forment pas de toutes pièces dans le corps humain, ils viennent du dehors à l'état d'œufs ou à l'état d'embryons.

Les *lombrics* proviennent de l'eau employée en boisson, des eaux stagnantes principalement et de l'eau des puits dans lesquelles il y a des infiltrations de déjections humaines. Ils proviennent aussi des fruits et légumes qui ont été arrosés avec ces eaux et qui sont mangés crus.

Les *oxyures* ont la même provenance que les lombrics et se propagent comme eux, par l'eau et les aliments, mais aussi par contagion. Ils se réveillent à la chaleur du lit et peuvent alors atteindre une personne partageant le lit d'une autre qui en est atteinte.

Les *trichines* sont apportées par la chair du porc, chez qui elles sont assez fréquentes, surtout dans certains pays étrangers, l'Allemagne en particulier. Elles résistent à un froid intense et à la chaleur à laquelle est habituellement soumis un jambon pour sa cuisson. Elles restent vivantes pendant longtemps ; elles causent des accidents très graves et souvent la mort.

Cysticerques et échinocoques. — Les cysticerques et les échinocoques sont des larves de tænia, mais de deux tænias différents. Ils proviennent des animaux et pénètrent dans le corps de l'homme ou des animaux à l'état d'œufs (œufs des tænias), qui sont introduits dans les voies digestives, soit avec la chair même des animaux malades, soit avec l'eau, les fruits et légumes non cuits qui en contiennent accidentellement.

Ces œufs ainsi portés dans l'intestin s'y transforment en larves qui traversent ses parois et cheminent dans l'organisme pour se fixer enfin sur un point quelconque (1).

Une fois dans les tissus, les cysticerques et les échinocoques y causent des accidents semblables, plus ou moins graves suivant l'organe atteint, mais avec cette différence que les échinocoques, jouissant de la propriété de pouvoir se reproduire, donnent lieu à la formation de tumeurs assez fréquentes et souvent dangereuses qu'on appelle des kystes hydatiques. Ces kystes se développent souvent dans le foie.

Le cysticerque nous vient spécialement du porc, très sujet au tænia et, par lui, de sa chair mangée crue ou peu cuite, ainsi que de l'eau, des fruits et des légumes souillés par ses déjections.

L'échinocoque nous vient du chien. Le chien est en effet très sujet à une espèce particulière de tænia (tænia échinocoque) qui sème partout les œufs d'où naissent en nous les échinocoques (2).

C'est avec l'eau, les fruits et les légumes souillés que ces œufs pénètrent en nous.

(1) Ces larves ne deviennent plus tard des vers que si elles sont ingérées par un autre animal et portées ainsi avec les aliments dans son intestin.

(2) Les chiens prennent ce ver en avalant la chair crue de mouton ou du bœuf qui contient souvent des échinocoques, lesquels, dans l'intestin du chien, se transforment en tænia échinocoque, dernier terme de leur développement.

Tænia. — Le tænia est le dernier terme d'évolution de la larve appelée cysticerque. Il se développe dans l'intestin par transformation de celle-ci, et celle-ci est portée dans l'intestin par la viande crue ou insuffisamment cuite du porc (porc dit *ladre*), et aussi, pour certains tænias, par la viande crue ou peu cuite du bœuf, du veau et de certains poissons.

Précautions hygiéniques. — Les précautions hygiéniques à prendre pour éviter ces diverses espèces de vers consistent donc en : eau pure (eau de source, eau filtrée, eau bouillie, suivant les circonstances). — Grand lavage de tous fruits et légumes touchant au sol ou l'avoisinant, — viandes bien choisies et suffisamment cuites, surtout pour la charcuterie.

Traitement des chiens ayant le tænia, et précautions spéciales de propreté à l'égard des fruits et légumes, s'il y a dans le voisinage des chiens atteints de tænia.

§ 6. — DE QUELQUES MALADIES TRANSMISSIBLES DE LA PEAU.

Un certain nombre de maladies de la peau sont transmissibles, microbiennes, évitables. Ce sont des maladies suppuratives, telles que furoncles, anthrax, impétigo (croûtes suppurées des enfants), gourmes, panaris.

Elles nécessitent toutes un certain nombre de

précautions hygiéniques qu'on peut résumer ainsi :

Éviter tout contact direct ou indirect, autrement que pour les pansements. — Désinfecter ou tout au moins ne laver à la lessive commune qu'après l'avoir plongé dans une solution antiseptique, tout linge souillé. — Laver souvent les parties malades avec des solutions antiseptiques. — Éviter que les enfants ne se servent des objets à l'usage du malade, surtout des objets qui ont pu se trouver en contact avec la suppuration. — Éloigner de l'école les enfants qui en sont atteints et ne les réadmettre que toutes les précautions antiseptiques ayant été prises.

CHAPITRE XVI

ÉPIDÉMIES.

Épidémies. — Mesures sanitaires. —Précautions individuelles. — La plupart des maladies dont il vient d'être question peuvent devenir épidémiques, mais, le plus souvent, on peut les empêcher de le devenir par des mesures individuelles et des mesures d'ordre général.

Tout le monde a intérêt à prendre chez soi les précautions nécessaires pour empêcher que la maladie ne se transmette aux autres membres de la famille et à ses voisins.

Tout le monde a intérêt à ce que son voisin prenne chez lui, quand il a un malade atteint de maladie contagieuse, toutes les mesures nécessaires pour en éviter la propagation.

Pour éviter qu'un cas de maladie transmissible donne naissance à une épidémie, il faut se rappeler que c'est dans le malade et dans ses déjections que siègent les germes de la maladie et que c'est là qu'il faut les détruire. Il faut éviter à tout prix que ces germes se disséminent, qu'ils sortent de la chambre ou de la maison, car dès qu'ils ont gagné la rue ils nous échappent.

Pour arrêter une épidémie dans son foyer (le malade et sa chambre), il faut :

1° Que ce malade soit immédiatement isolé ;

2° Que ses déjections, quelles qu'elles soient, les linges, vêtements et objets divers qui l'entourent et son habitation soient désinfectés ;

3° Que les personnes qui le soignent se soumettent aux pratiques antiseptiques indiquées ;

4° Que le malade ne rentre dans la circulation que lorsqu'il est hors d'état de répandre la maladie ;

5° Que pendant et après la maladie, on ne lave pas dans les cours d'eau les linges et vêtements qu'il a souillés, et qu'on n'y jette pas ou qu'on n'y laisse pas parvenir, en les jetant sur les fumiers ou devant les portes, les déjections du malade sans les avoir préalablement désinfectées ;

6° Que, dès le début, on fasse la déclaration de la maladie à l'autorité chargée de prendre les mesures d'ordre général, destinées à en empêcher sa propagation.

Mesures sanitaires. — Les mesures sanitaires qui doivent être prises par l'autorité municipale, en cas d'épidémie, sont les suivantes :

Assurer l'alimentation en eau potable, eau

pure, et interdire ou fermer les puits suspects ;

Éviter les agglomérations d'individus, fêtes, foires, pèlerinages ; surveiller tout spécialement les abattoirs et les marchés ; assurer la propreté de la rue par des lavages et non par des balayages à sec ;

Assurer l'enlèvement régulier et la destruction ou l'enfouissement profond des immondices ;

Interdire absolument de jeter les ordures ménagères et les déjections sur les fumiers, dans la rue ou dans les caniveaux ou égouts ;

Faire désinfecter régulièrement les égouts, les latrines ;

Exercer une surveillance particulière sur les locaux d'habitation et sur les ateliers, chantiers, manufactures destinés à la population ouvrière et industrielle, et sur les habitations et quartiers, habituellement mal tenus, ou qui, lors d'épidémies antérieures, ont été le plus éprouvés ; veiller à ce que le transport des contagieux ne se fasse pas dans les voitures publiques et à ce que les voitures qui les ont transportés soient désinfectées ;

Conseiller, par voie d'affiches, les mesures de désinfection individuelle et familiale et les précautions recommandées par le Comité consultatif d'hygiène, et donner toute la publicité possible aux instructions spéciales à la maladie existante, publiées par ce Comité et mises par le ministère de l'intérieur à la disposition de tous les maires et instituteurs ;

Veiller à la désinfection des malades, des cadavres, des locaux et du mobilier après la maladie et au besoin y faire procéder d'office ;

Fournir un abri temporaire aux habitants qui ne pourraient trouver à se loger au cours des opérations de désinfection.

Précautions individuelles. — L'organisme étant d'autant plus résistant à l'invasion d'une maladie contagieuse qu'il est dans de meilleures conditions de santé générale, il faut, en temps d'épidémie, éviter tout excès, toute fatigue exagérée.

S'il s'agit de fièvre typhoïde, choléra, dysenterie, il faut boire de l'eau bouillie ou des eaux minérales de table, si on n'est pas absolument sûr de la pureté de celle que l'on consomme. Il faut interdire de se servir d'autres eaux que d'eau bouillie pour faire le pain, pour faire de la glace et, d'une manière générale, pour tous les usages domestiques.

Il ne faut manger que des fruits et légumes cuits, à moins qu'on ne soit sûr de leur provenance (en dehors de tout danger de contact avec un germe morbide apporté par l'eau d'arrosage ou le fumier) et même ne faut-il jamais manger alors que peu de légumes verts et de fruits crus, pour ne pas s'exposer à la diarrhée qui facilite l'invasion éventuelle des germes morbides. Il faut, pour la même raison, éviter tout refroidissement, surtout du ventre, et porter au besoin une ceinture de flanelle.

Il faut enfin prendre toutes les mesures de propreté antiseptique, lavage des mains, de la figure, de la gorge, du nez, avec les solutions antiseptiques; désinfection quotidienne des éviers, des cabinets, des ordures ménagères, avec des solutions antiseptiques fortes.

C'est grâce à ces précautions générales et aux précautions spéciales déjà indiquées à l'occasion de chaque maladie qu'on a pu, maintes fois depuis quelques années, éviter des épidémies ou les réduire à un nombre très faible de cas et qu'on pourra arriver à les faire disparaître dans l'avenir.

CHAPITRE XVII

INSTRUCTIONS POUR LES DÉSINFECTEURS VOLONTAIRES.

Il est bon que dans toute localité il y ait un certain nombre d'hommes au courant de la pratique de la désinfection. Les maires, les présidents et les présidentes des sociétés d'assistance militaire doivent pousser à la création d'une *escouade de désinfecteurs volontaires*, qu'on peut recruter partout assez facilement, soit parmi les pompiers, soit parmi les membres des sociétés de secours, parmi les sauveteurs, les brancardiers de frontières, etc., sauf à les rétribuer, suivant un tarif établi, lors de chaque opération.

Ces hommes doivent recevoir une instruction et une éducation spéciales dans lesquelles la plus large part est faite à la pratique.

Il faut leur faire comprendre l'utilité et l'importance de leurs fonctions, la nécessité de les accomplir avec conscience et stricte ponctualité.

Il faut leur apprendre à se préserver contre le danger de contagion, en leur montrant que ce danger est nul si les précautions indiquées sont bien prises, réel dans le cas contraire, et qu'ils peuvent alors contribuer à répandre la maladie en la transportant au dehors au lieu de l'anéantir dans l'habitation contaminée.

Ils doivent être exercés : 1° à la préparation et au maniement des antiseptiques liquides employés en lavages et en pulvérisations et des antiseptiques solides ou liquides destinés à agir par dégagement de gaz ou vapeurs ; 2° à la manière de procéder à la désinfection d'une chambre garnie de son mobilier, d'une écurie, d'une fosse d'aisance, d'une maison tout entière.

Les éléments de cette instruction se trouvent dans les chapitres XI, XII, XIII, XIV.

Ils peuvent se résumer ainsi :

Objets nécessaires et vêtements à l'usage des désinfecteurs. — Vêtements de toile de fil ou de coton, s'infectant peu et se désinfectant facilement :

a) Blouse, bourgeron ou cotte ajustés au cou et

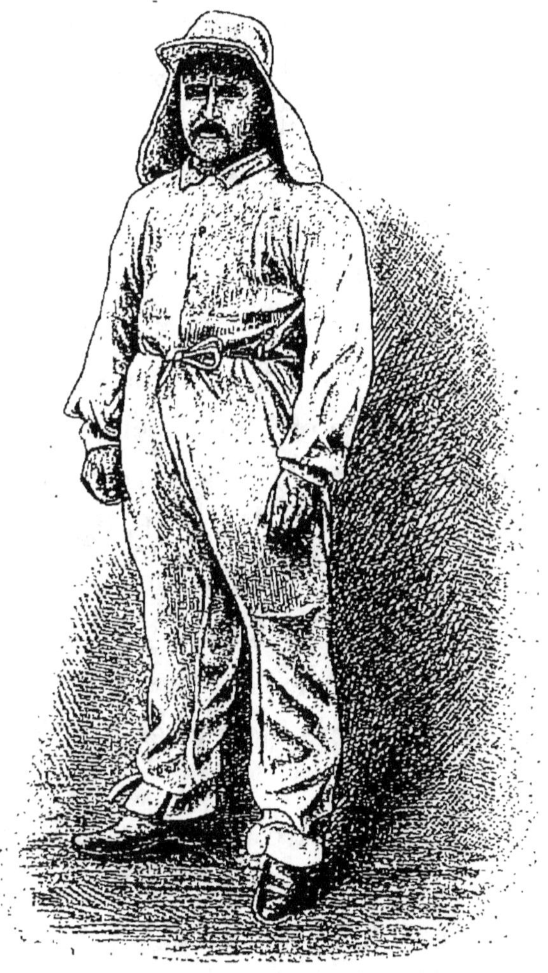

Fig. 7. — Désinfecteur en costume de travail.

aux poignets et rentrant dans le pantalon pour que rien ne flotte ;

b) Pantalon boutonné ou serré par un lien au niveau des chevilles ;

DÉSINFECTEURS VOLONTAIRES.

c) Chaussures en toile dites espadrilles ;

d) Calotte de toile garnie d'un couvre-nuque.

Agents de désinfection. — Parmi les agents de désinfection, le sublimé, l'acide phénique, le crésyl, le sulfate de cuivre sont les plus utiles. Ils sont emportés en quantité suffisante pour être employés comme il est dit chapitre XI et XIV, plus un flacon de deux litres de solution de permanganate de potasse, à 1 gramme pour 2 litres.

Ustensiles divers. — Grands vases (cruches, terrines ou autres) ou baquets et seaux en bois pour contenir les désinfectants et récipients quelconques pour l'eau pure ; éponges, toiles de lavage, brosse, un manche en bois pour y fixer l'éponge, la brosse ou la toile servant au lavage du plafond et des parties élevées des murs ; une échelle (échelle double de préférence) ; un ou plusieurs draps ou grands sacs en forte toile pour l'enlèvement des objets à emporter ; un sac à outils ;

Si la désinfection doit être faite au lait de chaux : des pinceaux et brosses pour l'appliquer ;

Si elle doit être faite par pulvérisation : un pulvérisateur spécial ou, à défaut, un pulvérisateur employé au traitement de la vigne, mais alors un des meilleurs parmi les pulvérisateurs de ce genre.

Pratique de la désinfection. — En arrivant dans la maison : a) *avant d'entrer dans la pièce à désinfecter :*

1° revêtir les vêtements de toile et s'assurer que rien ne flotte ; 2° préparer les solutions désinfectantes et garnir les vases et seaux ; garnir un de ces grands vases avec de l'eau pure.

b) *Dans la pièce à désinfecter.* — 1° Porter dans la pièce les divers objets nécessaires et les disposer pour l'opération ; 2° mouiller légèrement le sol, plancher ou autre, avec une des solutions antiseptiques ou répandre dessus de la sciure de bois légèrement imbibée de l'une de ces solutions; 3° étendre sur le sol un ou plusieurs gros draps légèrement imbibés de solution antiseptique, et déposer toutes les pièces de literie et ameublement (rideaux, tentures) à emporter pour être désinfectées au dehors, en ayant le soin de laver tout d'adord à la brosse avec la solution de permanganate de potasse les parties tachées de sang ou de pus; déposer dans ces draps ou dans des sacs humectés aussi de solution antiseptique les vêtements, linge de corps et de couchage ; 4° réunir les meubles au milieu de la pièce; 5° procéder à la désinfection des parois en commençant par le plafond et continuant par les murs, en allant de haut en bas, s'arrêtant surtout sur les parties inférieures, boiseries, plinthes et dans les angles, qui sont toujours les plus souillés, et finissant par le sol, plancher, parquet, carrelage ou autre.

Si on procède par lavage, on trempe l'éponge dans

le baquet de solution antiseptique, on l'exprime doucement et on commence le lavage, l'éponge étant tenue à la main ou attachée au bout d'un manche en bois. Dès qu'elle n'est plus suffisamment humide, on la plonge dans le baquet d'eau pour la rincer, puis dans le baquet de solution antiseptique et ainsi de suite. Arrivé à la hauteur d'appui, s'il y a des boiseries, on les lave à la brosse avec la solution antiseptique.

On finit l'opération par le lavage du parquet qu'on lave avec la toile de lavage largement imbibée d'antiseptique, en nettoyant tout particulièrement les joints des parquets ou planchers dans lesquels on fait couler une certaine quantité de solution antiseptique.

Le lavage peut se faire sur des murs peints, vernis ou tapissés de papiers communs. Il peut se faire aussi sur les autres revêtements, mais alors avec des précautions beaucoup plus minutieuses.

Si on peut disposer d'un pulvérisateur, on le garnit de la solution antiseptique et on dirige le jet au plafond d'abord, puis sur les parois, en allant de haut en bas, jusqu'à ce qu'il y ait partout une couche de rosée antiseptique, en prenant les diverses précautions indiquées précédemment. Malgré la pulvérisation, il faut laver à la brosse les boiseries et plinthes et laver le parquet comme il est dit ci-dessus.

DÉSINFECTEURS VOLONTAIRES.

Les boiseries des meubles sont, après cela, lavées et désinfectées soit par lavage, soit par pulvérisation, avec toutes les précautions nécessaires pour ne pas les abîmer inutilement, mais avec un soin minutieux pour ne laisser aucun point qui n'ait été atteint par le désinfectant.

La *désinfection terminée*, les balayures sont brûlées dans la pièce même, avec les débris divers et objets sans valeur, chiffons, papiers, etc., les fenêtres sont largement ouvertes, le feu est entretenu dans la cheminée. La pièce peut ainsi être réoccupée quelques heures après.

Les désinfecteurs quittent leurs vêtements de travail et les placent dans un sac spécial, humecté de solution antiseptique et se lavent soigneusement les mains, la figure, le nez et la bouche (1) avec de la solution antiseptique étendue d'un peu d'eau chaude, puis ils portent hors de la pièce les sacs et paquets (toujours humides) et procèdent avant de se retirer à la *désinfection des cabinets* et fosses d'aisances, particulièrement s'il s'agit de fièvre typhoïde, de choléra, de dysenterie. Pour cela, ils lavent d'abord la tablette servant de siège avec la solution antiseptique, puis ils versent dans la cuvette des

(1) Pour le lavage de la bouche et du nez, étendre les solutions de deux tiers d'eau chaude et ne pas oublier que toutes sont plus ou moins toxiques. Employer de préférence l'acide borique.

cabinets une solution forte de sulfate de cuivre (100 grammes pour 1 litre d'eau) dans la proportion de 3 à 4 litres pour 100 litres environ de matières (on apprécie approximativement la quantité de matières en se faisant indiquer quelle est la capacité de la fosse, depuis combien de temps elle n'a pas été vidée, à combien de personnes elle sert, à quels intervalles on est obligé de la vider).

Par ce procédé on désinfecte en même temps les cuvettes, les tuyaux de descente et les fosses. Quand il n'y a ni cuvettes, ni tuyaux de descente, on projette directement la solution de sulfate de cuivre dans la fosse ou bien un lait de chaux préparé comme il a été dit, dans la proportion de 1/4 à 1/2 du contenu de la fosse, en ayant soin d'agiter avec une perche pour bien opérer le mélange du lait de chaux avec les matières.

Ces opérations terminées, les désinfecteurs se lavent de nouveau, au sublimé d'abord, puis à l'eau chaude, la figure, la bouche, le nez et les mains et emportent les sacs et paquets contenant les objets de literie et les pièces diverses de lingerie et de vêtements à désinfecter soit à l'étuve, soit, s'il n'existe pas d'étuve dans la localité, comme on l'a vu plus haut.

Quand la désinfection doit se faire par dégagement de vapeurs, on opère comme il est prescrit,

DÉSINFECTEURS VOLONTAIRES.

Écuries, étables. — S'il s'agit de la désinfection d'une écurie ou étable, on emploie les solutions de sublimé à 1 gramme par litre additionné de 20 grammes de sel de cuisine et de 30 à 50 grammes d'acide phénique qu'on applique soit par lavage, soit par pulvérisation, puis on blanchit avec le lait de chaux préparé à 20 p. 100.

Le sol est arrosé et fortement lavé avec la solution antiseptique forte; s'il est formé seulement de terre durcie, la couche supérieure de celle-ci est enlevée après arrosage antiseptique, puis le sol est rebattu et arrosé de nouveau avec la même solution. Les mangeoires et râteliers sont soigneusement lavés au sublimé.

Les objets en métal sont passés à la flamme (avec de l'alcool à brûler ou de l'esprit-de-bois).

Les harnais et objets en cuir sont lavés avec la solution de sublimé; la paille, la litière, les vieilles planches sont brûlées. Au besoin, et si l'on dispose d'autres locaux pour y mettre temporairement les animaux, on y place une certaine quantité de chlorure de chaux et on ferme après avoir enduit les parties métalliques d'un corps gras. On ouvre ensuite, après 24 heures, et on laisse aérer jusqu'à disparition de l'action irritante des vapeurs de chlore.

FIN

TABLE ALPHABÉTIQUE.

TABLE DES MATIÈRES.

TABLE DES MATIÈRES.

TABLE DES MATIÈRES.

TABLE DES MATIÈRES.

5940-97. — Corbeil. Imprimerie Éd. Crété.

www.ingramcontent.com/pod-product-compliance
Lightning Source LLC
LaVergne TN
LVHW050047060726
842524LV00003B/706